Dieses Buch widme ich meiner Gesundheit

KNAUR.LEBEN

Ursula Richard

IMMUNBOOSTER
MEDITATION

Praktische Übungen für einen achtsamen Alltag
und ein gesundes Leben

KNAUR.LEBEN

Die in diesem Buch vorgestellten Empfehlungen wurden von der Autorin und dem Verlag sorgfältig geprüft und haben sich in der Praxis bewährt. Dennoch kann keine Garantie für das Ergebnis übernommen werden. Der Verlag und die Autorin schließen jegliche Haftung für Gesundheits- und Personenschäden aus.

Besuchen Sie uns im Internet:
www.knaur-leben.de

Aus Verantwortung für die Umwelt hat sich die Verlagsgruppe Droemer Knaur zu einer nachhaltigen Buchproduktion verpflichtet. Der bewusste Umgang mit unseren Ressourcen, der Schutz unseres Klimas und der Natur gehören zu unseren obersten Unternehmenszielen. Gemeinsam mit unseren Partnern und Lieferanten setzen wir uns für eine klimaneutrale Buchproduktion ein, die den Erwerb von Klimazertifikaten zur Kompensation des CO_2-Ausstoßes einschließt. Weitere Informationen finden Sie unter: www.klimaneutralerverlag.de

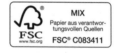

Originalausgabe Januar 2021
Knaur.Leben Taschenbuch
© 2021 Knaur Verlag
Ein Imprint der Verlagsgruppe
Droemer Knaur GmbH & Co. KG, München
Alle Rechte vorbehalten. Das Werk darf – auch teilweise – nur mit Genehmigung des Verlags wiedergegeben werden.
Redaktion: Martina Darga
Covergestaltung: Isabella Materne
Coverabbildung: Marion Stelter
Abbildungen im Innenteil: Marion Stelter
Satz: Adobe InDesign im Verlag
Druck und Bindung: CPI books GmbH, Leck
ISBN 978-3-426-87908-5

2 4 5 3 1

*Es gibt eine Stille
tief inmitten aller
Unruhe.*
BUDDHA

Inhalt

Einführung 8

WAS SAGT DIE WISSENSCHAFT?
Wie alles begann 14
Was ist Stress? 17
Positive Gefühle und Resilienz 20
Wie Meditation wirkt 22
Wo Meditation hilft 24

DIE PRAXIS DER MEDITATION
Was »Meditation« bedeutet 28
Einstieg in die Meditation 30
Die Grundlage – Achtsamkeit auf den Atem 37
   Die Atemmeditation 39
   Atemmeditation nach Thich Nhat Hanh 41
Die Achtsamkeit auf den Körper 43
   Der Body-Scan 44
   Körpermeditation nach Thich Nhat Hanh 46

Die Achtsamkeit auf die Gefühle und
    die Gedanken 48
    Meditation mit der Achtsamkeit
    auf die Gefühle 50
    Meditation mit unangenehmen Gefühlen 51
    Meditation mit angenehmen Gefühlen 54
    Meditation mit der Achtsamkeit
    auf die Gedanken 56
Sich mit verschiedenen Meditationen
    vertraut machen 59
Thematische Meditationen 60
    Herzensmeditation 60
    Dankbarkeitsmeditation 63
Meditation in Bewegung 66
    Gehmeditation 66
    Waldbaden 69
Meditative Auszeiten im Alltag 70
Mini-Retreat 72

Zum Schluss 75

Literaturtipps 77

Einführung

Fühlen Sie sich in Ihrem Alltagsleben oft gehetzt und immer wieder schnell überfordert? Wird Ihnen zuweilen alles zu viel? Lassen Sie sich gern ablenken von Facebook, Instagram & Co? Haben Sie Schwierigkeiten, runterzukommen und sich zu entspannen? Hängen Sie mit Ihren Gedanken häufig bei Vergangenem oder machen sich Sorgen über Zukünftiges? Kommen Sie aus dem Gedankenkarussell manchmal kaum mehr heraus?

Vielleicht haben Sie sich dieses Buch gekauft, weil Sie gehört oder gelesen haben, dass Meditation zu mehr Ruhe, Entspannung, Klarheit und Wohlbefinden führt. Ja, dazu kann sie Ihnen verhelfen. Die Wissenschaft hat in den letzten Jahren eindrucksvoll nachgewiesen, dass Meditation all diese Wirkungen hat und warum das so ist. Allerdings: Meditation ist keine Pille, die man einwirft und bei der dann ganz schnell die gewünschten Wirkungen eintreten. Sie ist kein Wunder- und kein Allheilmittel. Ähnlich wie man beim Joggen die Ausdauer trainiert oder im Fitnessstudio die Muskeln, so bedarf die Meditation ebenfalls eines regelmäßigen Trainings, um wirkungsvoll zu sein. Und sie ist auch nicht als Beruhigungsmittel gedacht, um schwierige Lebensumstände sediert zu überstehen. Manchmal ist es sinnvoller, bestimmte Lebenssituationen, wenn möglich, zu verändern.

Vor nicht allzu langer Zeit wurde Meditation noch als etwas Esoterisches oder Religiös-Fernöstliches angesehen und vielfach belächelt. Inzwischen ist sie in der Mitte unserer Gesellschaft angekommen. Schauspielerinnen, Manager, Musikerinnen, Ärzte, Menschen aus allen

Berufsgruppen und sozialen Schichten erzählen ganz offen davon, dass und wie Meditation ihnen hilft, sich besser zu konzentrieren, Stress abzubauen und sich geistig und körperlich gesünder, ausgeglichener und wohler zu fühlen. Es gibt eine Vielzahl von Büchern über Meditation, eine Unmenge von Kursangeboten zum Erlernen von Meditation und ebenso zahllose Meditations-Apps. Seit der »Corona-Krise« sind Online-Meditationen via Zoom oder andere digitale Kanäle sehr populär geworden. Sie, liebe Leserin, lieber Leser, sind also in bester Gesellschaft, wenn Sie sich für Meditation zu interessieren beginnen und sich fragen, ob das wohl auch etwas für Sie wäre und Ihnen zu mehr Ausgeglichenheit, Entspanntheit und Wohlergehen verhelfen könnte.

Mit diesem kleinen Buch möchte ich Sie darin unterstützen, eine Antwort zu finden. Es ist heute gar nicht so einfach, sich im Dschungel der Angebote, Ratgeber und Apps zum Thema Meditation zurechtzufinden. Ich möchte Ihnen eine Art Kompass an die Hand geben, der Ihnen die Orientierung erleichtern und einen Einstieg in die Meditationspraxis geben soll.

Im ersten Teil beschreibe ich, was die Wissenschaft mittlerweile über die positiven Wirkungen von Meditation herausgefunden hat. Dass Meditation vielen Menschen guttut, ist längst keine Frage mehr. Wissenschaftlich mittlerweile gut erforscht ist auch, warum das so ist und welche positiven Auswirkungen sie auf unseren Körper, unsere Psyche, unser Gehirn, unser Bewusstsein hat. In den letzten Jahren ist auch immer klarer geworden, dass Meditation unser Immunsystem stärkt und wie das geschieht. Von daher kann sie mit Recht als ein Immunbooster angesehen werden. Einer, der Ihnen immer zur

Verfügung steht, der so gut wie keine Nebenwirkungen hat, wenn Sie einige Dinge beachten, dessen Wirkung bei regelmäßiger Anwendung nicht nachlässt, sondern sich verstärkt. Dennoch ist die Meditation nicht für jeden Menschen geeignet, und auch davon wird noch die Rede sein.

Im zweiten Teil geht es um die Meditation selbst. Ich beschreibe, wie Sie ganz konkret mit einer regelmäßigen Praxis beginnen und das Meditieren erlernen können. Im dritten Teil gebe ich Ihnen Anleitungen für verschiedene Meditationen und zeige Anwendungsmöglichkeiten im Alltag auf.

Ich hoffe, dieses kleine Buch macht Sie neugierig darauf, Meditation auszuprobieren, und bietet Ihnen einen geeigneten Einstieg in eine regelmäßige Praxis. Ich wünsche Ihnen, dass Sie am eigenen Leib erfahren können, wie gut Meditation tut und wie bereichernd sie sich auf viele Aspekte des Lebens auswirkt. Für mich war Meditation eine große Entdeckung, als ich sie Mitte der 1980er-Jahre kennenlernte, und sie hat mein Leben entscheidend geprägt. Das wünsche ich Ihnen auch!

*Friede beginnt damit,
dass jeder von uns sich jeden Tag
um seinen Körper und
seinen Geist kümmert.*
THICH NHAT HANH

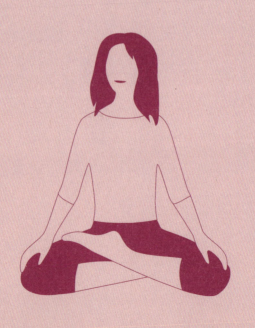

WAS SAGT DIE WISSENSCHAFT?

Wie alles begann

Seit Tausenden von Jahren meditieren Menschen. Bekannt ist dies vor allem aus dem asiatischen Kulturraum, aus religiösen Traditionen wie dem Buddhismus oder Hinduismus. Statuen oder Bilder von meditierenden Buddhas oder anderen Gestalten zeigen diese oft tief versunken und mit einem leichten Lächeln auf dem Gesicht. Sie vermitteln Gelassenheit, Konzentration, Entspanntheit, Zuversicht, und es umgibt sie eine Atmosphäre tiefer Stille. Diese Qualitäten sind so anziehend, dass sich heute viele Menschen Buddhastatuen ins Wohnzimmer, in den Flur oder in den Garten stellen, damit etwas davon auf diese Weise in ihr häusliches Umfeld ausstrahlt.

Meditation war und ist ein wichtiger Bestandteil buddhistisch und hinduistisch geprägter Kulturen. Meist war sie dort aber Mönchen, Nonnen oder Yogis vorbehalten und eingebettet in religiöse Glaubensvorstellungen, moralische Grundsätze und oftmals auch einen zeremoniellen Rahmen. Ihr Ziel war Erleuchtung, Erwachen oder Nirwana, und dies unterscheidet sich sehr von dem, was sich die Menschen im Westen heute von der Meditation erhoffen.

Seit den 1960er-Jahren zog es viele, vor allem junge Leute nach Indien, Thailand, Nepal, Japan. Enttäuscht von ihrem Leben im Westen und der einseitigen Orientierung an materiellen Werten fühlten sie sich von den östlichen Kulturen sehr angezogen, erlernten dort Meditation und luden buddhistische Lehrende ein, in den Westen zu kommen und hier zu unterrichten. Im Laufe der

Jahre entstanden bei uns zahlreiche buddhistische Zentren, in denen man Meditation praktizieren konnte. Aber dafür musste man sich vielfach in eine ganz fremde Kultur hineinbegeben, beispielsweise in einer Kleidung meditieren, die ansonsten Mönche in japanischen Klöstern trugen, sich eine neue Sprache angewöhnen und seltsam anmutenden Zeremonien beiwohnen. Das alles trug zum Ruf der Meditation bei, etwas Exotisches, Geheimnisumwittertes, vielleicht sogar Gefährliches zu sein, das vor allem für religiöse oder esoterische Spinner geeignet war, die mit ihrer Zeit nichts Besseres anzufangen wussten, als stundenlang bewegungslos vor einer Wand zu sitzen.

Einer der jungen Leute, die in jenen Jahren Buddhismus und Meditation für sich entdeckten, war der amerikanische Molekularbiologe (und Sohn eines Immunologen) Jon Kabat-Zinn. Nachdem er jahrelang Erfahrungen mit Meditation gesammelt hatte, war er fest davon überzeugt, dass sie auch ohne einen religiös-buddhistischen Rahmen funktioniert und dergestalt für viele Menschen hilfreich sein kann. Vor allem die im Buddhismus betonte *Achtsamkeit* sah Kabat-Zinn dafür als sehr wichtig an. Achtsamkeit, so sah er es in *Jeder Augenblick kann dein Lehrer sein*, bedeutet, »auf eine bestimmte Weise aufmerksam zu sein: bewusst, im gegenwärtigen Augenblick und ohne zu urteilen. Diese Art der Aufmerksamkeit fördert die Klarheit sowie die Fähigkeit, die Realität des gegenwärtigen Augenblicks zu akzeptieren. Achtsamkeit ist eine einfache und zugleich hochwirksame Methode, uns wieder in den Fluss des Lebens zu integrieren, uns wieder mit unserer Weisheit und Vitalität in Berührung zu bringen.«

Sie ist also eine Fähigkeit, über die wir alle verfügen und die wir weiterentwickeln können, und nicht an einen religiösen Glauben gebunden.

Bei seiner Arbeit mit kranken Menschen erkannte er, dass das Hauptproblem oder -leiden des modernen Menschen *Stress* ist. Die westliche Schulmedizin aber, so Kabat-Zinn, vermag stressbedingte Krankheiten nur sehr eingeschränkt zu heilen. Nötig für die Heilung ist eine grundlegende Änderung der ganzen Lebenseinstellung. Ein wichtiger Eckpfeiler einer neuen Einstellung kann die Meditation sein.

Was ist Stress?

Stress im Alltag und Herausforderungen durch Krankheit, Verlust oder andere schmerzhafte Erfahrungen sind ein unvermeidbarer Teil unseres Lebens. Manche Menschen stecken auch größte Arbeitsbelastungen, schwierige familiäre Verhältnisse oder heftige Schicksalsschläge gut weg und sind noch entspannt und optimistisch, während andere sich schon bei den kleinsten Herausforderungen überlastet, ängstlich, überfordert und gestresst fühlen.

Wir alle leben aber auch in einer auf stetes Wachstum ausgerichteten Leistungsgesellschaft mit hohen Ansprüchen an den Einzelnen, die häufig das Gefühl hinterlässt, nie gut, effizient, schnell und kreativ genug zu sein. Wir hetzen oft durch unseren Alltag, um allen Anforderungen gerecht zu werden, und legen nur selten notwendige Erholungs- und Ruhepausen ein, denn wir »haben ja keine Zeit«. Noch in unseren Freizeitaktivitäten wollen wir etwas leisten, effektiv sein, oder wir lenken uns, oftmals wie süchtig, in den sozialen Medien ab oder daddeln stundenlang auf dem Smartphone. Ein solcher Lebensstil ist auf die Dauer nicht gesund. Die Folgen sind Gefühle permanenten Überfordertseins, Ängste und Stress bis hin zum Burn-out. Die Weltgesundheitsorganisation (WHO) hat Stress zu einer der größten Gesundheitsgefahren unserer Zeit erklärt. Andauernder Stress mindert die Lebensqualität, schwächt das Immunsystem und die Fähigkeit des Organismus, sein inneres Gleichgewicht zu bewahren, und kann lebensverkürzend sein – sogar unabhängig vom sonstigen

Gesundheitsverhalten. So weit müssen wir es aber nicht kommen lassen.

Letztlich beginnt Stress im Kopf. Er hat viel mit unseren Denkgewohnheiten und darauf gegründeten Bewertungen und unseren Reaktionsmustern zu tun. Doch auch wenn Stress im Kopf beginnt, hat er Folgen für den ganzen Körper. Im Grunde reagiert unser Körper auf Stress nach einem »steinzeitlichen Notfallprogramm«, so die Meditationslehrerin Maren Schneider in ihrem Buch *Stressfrei durch Meditation*, »das dazu dient, unser Überleben in lebensbedrohlichen Situationen zu sichern«. Also: Kampf oder Flucht. Und auch wenn wir längst nicht mehr von wilden Tieren oder keulenschwingenden Feinden bedroht werden, sondern eher psychischen oder gesundheitlichen Herausforderungen ausgesetzt sind, reagiert unser Organismus noch immer, als wäre das so, und fährt bei *akutem Stress* alles Notwendige auf. Die Stresshormone Adrenalin, Noradrenalin und Cortisol werden vermehrt ausgeschüttet. Das Immunsystem verstärkt die unspezifische Abwehr, jenen Teil des körpereigenen Immunsystems, der von Geburt an vorhanden und nicht auf bestimmte Keime spezialisiert ist, um mögliche Wunden oder andere körperliche Schäden schnell beseitigen zu können. Wir erleben einen Energieschub und können die Herausforderung angehen. Normalerweise kehrt der Körper danach wieder in seinen gewohnten Zustand zurück. Ist der Stress vorbei, braucht unser Organismus Zeit zur Entspannung und Erholung, und wir müssen das Stresserleben für uns verarbeiten können. Stehen Stress- und Erholungsphasen jedoch in keinem gut ausbalancierten Verhältnis, kann akuter zu einem chronischen Stress werden. In diesem Fall befindet sich das Immunsystem in einem permanenten Ausnahmezustand, und dann wird es ernst.

Auf der *psychischen Ebene* sind wir schnell gereizt, unzufrieden, nervös, unfähig abzuschalten, erschöpft, rasch müde, kommen manchmal aus dem Grübeln kaum raus, haben Konzentrationsstörungen und können schlecht schlafen.

Auf der *körperlichen Ebene* werden zu viele Stresshormone ausgeschüttet, wodurch die Infektionshäufigkeit steigt; aufgrund verspannter Muskelfasern und Faszien leiden wir unter Schmerzen, und es verschlechtert sich die Durchblutung und damit die Versorgung mit Sauerstoff und Nährstoffen; Die Wundheilung wird verzögert, die Cortisolausschüttung erhöht, was chronische Entzündungen fördern kann; Herz, Gefäße und Verdauung werden in Mitleidenschaft gezogen.

Doch es gibt Mittel und Wege, dem Stress und seinen Folgen entgegenzuwirken. Auch hier liefert uns die Wissenschaft wertvolle Hinweise.

Positive Gefühle und Resilienz

Die *Psychoneuroimmunologie* (PNI) erforscht die Kommunikationswege zwischen Psyche, Gehirn und Immunsystem, die Erkrankung und Gesundung zugrunde liegen. Es besteht heute kein Zweifel mehr, wie Lutz Bannach und Beate Junginger in ihrem Buch *Gesunde Psyche – gesundes Immunsystem* ausführen, dass eine »konstruktive, optimistische und emotional ausgeglichene Lebenseinstellung sich unmittelbar auf den Organismus auswirkt, die Selbstheilungskräfte stärkt und uns vor allerlei Unbill schützt«. Auf dem Weg zu einer solchen Haltung finden wir Unterstützung durch Forschungen aus dem Bereich der Psychologie und der Neurowissenschaft.

Waren es bis zur Jahrtausendwende vor allem psychische Erkrankungen und Gefühle wie Angst, Depression, Wut, Neid, Einsamkeit usw., die im Mittelpunkt der psychologischen Forschung und therapeutischen Behandlung standen, so richtet sich der Blick mittlerweile zunehmend auf Gefühle wie Freude, Wertschätzung, Mitgefühl, Liebe, Dankbarkeit. Es ist heute erwiesen, dass sich solche Gefühle insgesamt sehr positiv auf die seelische und auch körperliche Gesundheit auswirken und sich wechselseitig auch noch verstärken. Erleben Sie mehr Freude, werden Sie auch mehr Wertschätzung und Dankbarkeit erfahren, und das erhöht wiederum die Freude. Positive Gefühle stärken unsere psychischen Widerstandskräfte, das heißt die Fähigkeit, auch schwierige Lebensumstände ohne anhaltende Beeinträchtigungen zu überstehen – mit anderen Worten: unsere Resilienz.

Diese positiven Gefühle können wir bewusst entwickeln und stärken. Eine neue Studie hat gezeigt, dass Menschen resilienter sind, wenn sie negativen Erfahrungen etwas Positives abgewinnen können, also zu einer Neubewertung einer zunächst schwierigen Situation kommen. Eine wunderbare Möglichkeit, diese Fähigkeit zu trainieren, ist die Meditation.

Dank der *Neurowissenschaft*, ebenfalls ein relativ junger Forschungszweig, wissen wir heute, dass Meditation und die mit ihr einhergehende Stärkung positiver Gefühle unser Gehirn verändern können. Durch Meditation kann unser Gehirn unter anderem lernen, aufmerksamer zu sein, und das über längere Zeitspannen hinweg, sowie positive Gefühlszustände zu entwickeln, aufrechtzuerhalten und sich ihnen immer mehr zuzuwenden. Dies wiederum verstärkt die Gefühle, und mit der Zeit bilden sich neue Reaktionsmuster und neuronale Verschaltungen. Es ist nachgewiesen, dass unser Gehirn bis ins hohe Alter lern- und anpassungsfähig ist, was als Neuroplastizität bezeichnet wird. Es lohnt sich also in jedem Alter, zu beginnen – mit der Meditation und mit einer Veränderung der Lebenseinstellung.

Wie Meditation wirkt

Jon Kabat-Zinn entwickelte in den 70er-Jahren des letzten Jahrhunderts ein achtwöchiges Programm, das er *Mindfulness-Based Stress Reduction* (MBSR) nannte. Im Deutschen heißt es oft *Stressbewältigung durch Achtsamkeit*. Darin spielen Meditation und Achtsamkeit eine zentrale Rolle. Er erprobte und verfeinerte es in der 1979 von ihm gegründeten Stress Reduction Clinic und ließ dessen Wirkungen durch eine umfangreiche Begleitforschung wissenschaftlich untersuchen. Seine Patientinnen und Patienten waren Menschen, die an unterschiedlichen Krankheiten litten und vielfach mit Schmerzen, Ängsten und Depressionen zu kämpfen hatten. Mittlerweile wird MBSR weltweit in über 700 Krankenhäusern als Zusatz zu einer medizinischen Behandlung eingesetzt. Es wird längst auch in Kursen außerhalb von Kliniken unterrichtet und heute als Gesundheitsprophylaxe von den Krankenkassen vielfach bezuschusst.

Inzwischen gibt es aber auch zahlreiche weitere Programme, in denen durch Meditation und Achtsamkeit, zum Teil mit anderen Techniken kombiniert, Fähigkeiten wie Aufmerksamkeit, Körper- und Selbstgewahrsein, eine gesunde Emotionsregulation, Selbstfürsorge, Empathie und Mitgefühl trainiert werden.

Durch zahlreiche wissenschaftliche Studien kann heute als gesichert gelten, dass Meditation

1. *Stress und Ängste reduziert;*

2. *die Lebenszufriedenheit steigert;*

3. *psychische Probleme wie Depressionen, Zwangsstörungen lindert;*

4. *positive Effekte hat auf körperliche Beschwerden wie Bluthochdruck, Herzprobleme, chronische Schmerzen sowie auf die Nebenwirkungen einer Chemotherapie und die Symptomatik chronischer Krankheiten wie Krebs und Aids;*

5. *die Resilienz fördert;*

6. *direkt das Immunsystem unterstützt;*

7. *die Zellen stärkt und den Stoffwechsel verbessert;*

8. *die Anfälligkeit für Erkältungen und Lungenentzündungen senkt;*

9. *die Entzündungsprozesse in unserem Körper reduziert;*

10. *die Enzymaktivität im Hinblick auf die Zellalterung positiv beeinflusst;*

11. *zu einer Zunahme der zellauflösenden Aktivität der natürlichen Abwehrzellen (Immunzellen) führt;*

12. *eine Veränderung der Aktivität des genetischen Codes bewirkt.*

Wo Meditation hilft

Meditation (und die Schulung der Achtsamkeit) sind wirksame Mittel, um Stress abzubauen und Wohlbefinden sowie innere Ruhe, Akzeptanz und Klarheit zu fördern. Meditation stärkt die psychische und körperliche Gesundheit und unterstützt das Immunsystem auf vielfältige Weise. Sie verhilft zu einer umfassenderen Sichtweise, die neue, sinnvolle und oft kreative Handlungsmöglichkeiten eröffnen kann. Sie bringt uns in Kontakt mit unseren inneren Selbstheilungskräften, die uns lernen, wachsen und gesunden lassen. All das geschieht nicht von allein. Wir müssen uns darin üben, müssen Meditation und Achtsamkeit einen Platz in unserem Leben einräumen. Darum wird es im zweiten Teil dieses Buches gehen. Es sei aber noch einmal daran erinnert: Meditation ist kein Wundermittel und sollte auch kein Beruhigungsmittel sein, um sich die Welt »schön zu meditieren«. Sie kann Stress mindern – aber, wie eine (meditierende) Freundin kürzlich zu mir sagte, das könnte ein bedingungsloses Grundeinkommen auch!

*Achtsamkeit ist
ein aufmerksames Beobachten;
ein Gewahrsein,
das völlig frei von Motiven
oder Wünschen ist.*
JIDDU KRISHNAMURTI

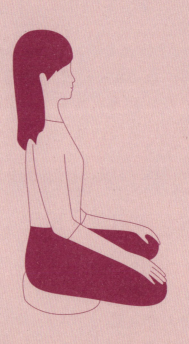

DIE PRAXIS DER MEDITATION

Was »Meditation« bedeutet

Meditation ist ein Sammelbegriff für ganz unterschiedliche Formen und Techniken. Das Wort kommt aus dem Lateinischen und bedeutet ursprünglich »Nachdenken« oder »Nachsinnen« über eine religiöse oder philosophische Frage. Heute wird der Begriff aber ganz anders verwendet und bezeichnet Techniken, meist aus östlichen Traditionen, die eher zur Ruhe als zu weiterem Denken führen sollen. Die Ausdrücke *bhavana* aus der frühen buddhistischen und *goms* aus der tibetischen Tradition treffen eher, was heute mit Meditation gemeint ist. *Bhavana* bedeutet »entwickeln, entfalten, pflegen und üben«, und *goms* bedeutet »sich vertraut machen«. Es geht also darum, uns mit uns selbst und dem, was uns guttut, vertraut zu machen und das dann zu pflegen und weiterzuentwickeln. Meditieren heißt also nicht, wie oft irrtümlich angenommen wird, dass wir aufhören sollten zu denken. Das ist auch gar nicht möglich. Bei der Meditation merken wir schnell, dass wir nicht Herr im Haus sind, wie wir das vielleicht gerne wären oder glauben zu sein. Unser Gehirn denkt. Das ist eine seiner Aufgaben. Das können wir nicht abstellen, aber wir können einen anderen Umgang mit dem inneren Dauergeplapper finden, und manchmal wird es dann auch ruhiger und stiller in uns.

In diesem Buch geht es vor allem um *Achtsamkeitsmeditationen*. Sie sind wissenschaftlich am besten erforscht, ihr Nutzen ist unbestritten, und sie sind heute die gebräuchlichsten und verbreitetsten Formen der Meditation. Darüber hinaus sind sie die Grundlage für fast alle weiteren Techniken wie Mantra-Meditationen, geführte oder thematische Meditationen (Herzensmeditationen, Dankbarkeitsmeditationen etc.), Meditationen in Bewegung und Heilmeditationen.

Am einfachsten ist es, die Meditation in einer Gruppe unter Anleitung eines Lehrers, einer Lehrerin zu erlernen. Das gemeinsame Sitzen motiviert und hilft, dabeizubleiben und Stolpersteine zu vermeiden. Ein Lehrer kann auf Ihre individuellen Bedürfnisse eingehen und Fragen beantworten, die sich im Laufe der Zeit für Sie sicher ergeben werden. Wenn Ihnen das aber nicht möglich ist, können Sie auch allein beginnen – vielleicht mithilfe dieses Buches – und sich möglicherweise später einer Gruppe anschließen oder sich eine Lehrerin suchen.

Wichtig

Meditation ist kein neuer Leistungssport, in den Sie nun all Ihren Ehrgeiz investieren sollten, um rasch Erfolge zu erzielen. Dann wird nämlich auch Meditation zu einem Stressfaktor, statt Ihnen allmählich einen anderen Umgang mit dem Stress zu ermöglichen.

Am besten ist es, wenn Sie sich mit Freude, Beharrlichkeit und Neugier auf dieses neue Gebiet wagen und mit möglichst wenig Erwartungen! Und seien Sie freundlich mit sich!

Einstieg in die Meditation

Wo meditieren?

Suchen Sie sich in Ihrer Wohnung einen geeigneten Ort für die Meditation. Das kann eine Ecke in Ihrem Wohn-, Arbeits- oder Schlafzimmer sein. Sie sollten den Raum gut durchlüften und ihn nach Ihren Bedürfnissen temperieren können. Das Wichtigste ist, dass Sie sich dort aufgehoben und wohlfühlen und für die Dauer Ihrer Meditation ungestört sind. Es wäre gut, wenn Sie diesen Ort als Ihren Platz beibehalten könnten, an dem Sie fortan regelmäßig meditieren.

Ist es Ihnen räumlich und von Ihren sonstigen Lebensbedingungen her möglich, können Sie sich Ihren Meditationsplatz auch etwas »einrichten«, indem Sie beispielsweise eine Kerze aufstellen, eine Blume, ein Foto, eine kleine Statue. Dies erinnert Sie daran, dass Sie der Meditation in Ihrem Leben einen Platz eingeräumt haben. Es erinnert Sie daran, dass Sie sich Zeit und Raum nehmen für sich selbst.

Die Sitzhaltung

Es gibt verschiedene Arten zu sitzen. Sie können auf einem Hocker oder Stuhl sitzen, auf einem Meditationskissen oder einem Meditationsbänkchen am Boden, aber auch auf einem breiten Sessel oder einem Sofa.

Nutzen Sie einen Hocker oder Stuhl, sollten Sie auf dem vorderen Drittel der Sitzfläche sitzen. Das ermöglicht Ihnen, das Becken etwas nach vorne zu kippen und den Rücken aufzurichten. Um diese Kippung zu unterstützen, können Sie auch ein Keilkissen unterlegen. Wenn das zu anstrengend ist, können Sie auf einem Stuhl sitzend nach hinten rutschen und sich anlehnen. Oder Sie schieben ein ausreichend dickes Kissen zwischen Ihren Rücken und die Lehne, um sich anzulehnen. Stellen Sie Ihre Füße mit der ganzen Fläche auf den Boden, wobei Ober- und Unterschenkel möglichst einen rechten Winkel bilden sollten. Unter Umständen nehmen Sie noch eine Decke oder Matte als Unterlage für Ihre Füße. Das wärmt und ist vielleicht auch für den rechten Winkel unterstützend.

Legen Sie Ihre Hände mit den Handflächen nach unten ganz entspannt auf die Oberschenkel oder mit den Handflächen nach oben wie ineinandergelegte Schalen in den Schoß. Wichtig ist, dass Sie zu einer aufrechten, aber entspannten Haltung finden. Nehmen Sie sich Zeit dafür. Dann kann der Atem am besten fließen, und Sie können eine Weile bequem und anstrengungslos sitzen, ohne sich viel bewegen zu müssen.

Wenn Sie ein Meditationskissen nutzen, gibt es verschiedene Möglichkeiten zu sitzen: in dem Schneidersitz, dem burmesischen Sitz und dem Lotossitz.

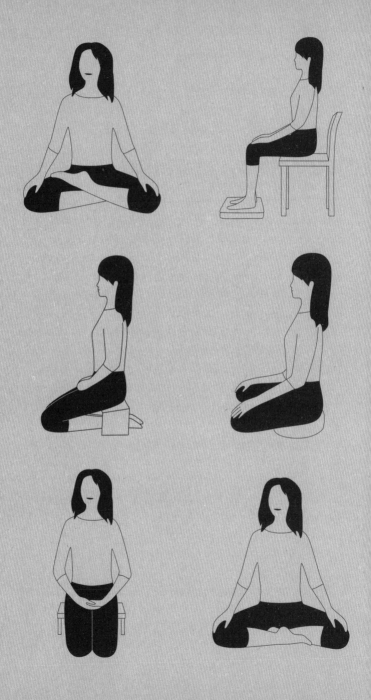

Beim *Schneidersitz* kreuzen Sie die Beine und schlagen sie dann unter. Die Knie ragen dabei meist mehr oder weniger hoch in die Luft. Die Haltung wird bequemer und stabiler, wenn Sie Kissen an den Seiten unterlegen, um die Knie darauf abzulegen und sie auf diese Weise in Kontakt mit dem Boden zu bringen.

Beim *burmesischen Sitz* kreuzen Sie ebenfalls die Beine und legen die Unterschenkel eng hintereinander auf den Boden. Sind Sie sehr beweglich, können Sie einen Fuß auf den gegenüberliegenden Oberschenkel legen *(halber Lotossitz)*, bei noch größerer Beweglichkeit legen Sie auch noch den anderen auf den entsprechend gegenüberliegenden Oberschenkel *(voller Lotossitz)*.

Halber und voller Lotossitz sind zwar ausgesprochen stabile Sitzhaltungen, aber sie sind nur den allerwenigsten von uns möglich. In unserer Kultur sind wir es einfach nicht gewohnt, am Boden zu sitzen, und haben die entsprechenden Muskeln und Sehnen dafür nicht ausgebildet. Und es ist auch nicht nötig, sich für die Meditation in unbequeme, schmerzhafte Haltungen zu zwingen. Im Gegenteil: Die Haltung sollte sich bequem und angenehm anfühlen. Sich zu quälen, ist der beste Weg, die Meditation schnell wieder aufzugeben.

Setzen Sie sich, wenn Sie für sich eine gute Position gefunden haben, auf das vordere Drittel des Kissens. Kippen Sie das Becken etwas nach vorne und richten Sie den Rücken auf. Die leichte Beckenkippung ermöglicht eine natürliche Aufrichtung der Wirbelsäule, die keiner weiteren Muskelanspannung bedarf. Wenn Sie merken, dass sich das sehr unbequem anfühlt, liegt das vielleicht daran, dass Ihr Kissen zu niedrig oder zu hoch ist. Ist Ersteres der Fall, legen Sie ein weiteres Kissen oder eine gefaltete Decke unter; ist das Sitzkissen zu hoch, sollten Sie ein niedrigeres nehmen.

Verwenden Sie ein Meditationsbänkchen, knien Sie sich zunächst hin, stellen das Bänkchen dann so hinter sich ab, dass Sie sich in einem nächsten Schritt daraufsetzen können. Weist das Bänkchen eine leichte Schräge auf, sollte die hohe Seite hinten sein.

Weniger gängige, aber ebenfalls mögliche – und recht bequeme – Positionen sind das Sitzen auf einem breiten Sessel oder einem Sofa. Dabei können Sie sich anlehnen, unter Umständen durch Kissen unterstützt, und die Beine im Schneider- oder burmesischen Sitz ablegen.

Probieren Sie aus, was sich für Sie angenehm anfühlt, und wählen Sie eine Sitzposition aus, von der Sie sich vorstellen können, sie für die Dauer der Meditation schmerzfrei und anstrengungslos beibehalten zu können.

Bei allen Sitzhaltungen sollte Ihr Kopf waagerecht sein, das Kinn sollten Sie sanft zurück und nach unten ziehen. Das richtet den Rücken und die Wirbelsäule noch etwas mehr auf. Ihr Blick ist dann automatisch schräg nach unten auf den Boden gerichtet. Sie können bei der Meditation die Augen geschlossen oder (leicht) geöffnet halten. Probieren Sie aus, was für Sie am besten funktioniert.

Zeitpunkt

Es gibt keinen richtigen oder falschen Zeitpunkt für die Meditation. Welcher Zeitpunkt für Sie geeignet ist, hängt sehr von Ihren Lebensbedingungen, Ihren Möglichkeiten und Ihrem Typ, vielleicht auch Ihrem Biorhythmus ab. Für manche ist die Meditation am frühen Morgen als Einstieg in den Tag genau das Richtige, für andere ist es der Abend oder die Zeit vor dem Schlafengehen, um den Tag gut abzuschließen und entspannter einzuschlafen. Es gibt auch Menschen, die sich in ihrem Büro einen Meditationsplatz geschaffen haben und dort während des Tages meditieren. Probieren Sie aus, was am besten zu Ihnen und in Ihren Tagesablauf passt.

Und machen Sie dann daraus eine Regelmäßigkeit, eine Gewohnheit, die irgendwann für Sie so selbstverständlich geworden ist wie das morgend- und abendliche Zähneputzen. Es ist viel anstrengender, wenn Sie ständig mit sich diskutieren müssen, ob Sie nun lieber heute Morgen oder heute Abend oder doch vielleicht besser eher morgen oder am Wochenende meditieren wollen. Auch das ist ein ziemlich sicherer Weg, die Meditation früher oder später wieder aufzugeben.

Zeitdauer

Wenn Sie für sich einen guten Zeitpunkt am Tag gefunden haben (dieser kann natürlich auch morgens *und* abends sein), sollten Sie festlegen, wie lange Sie meditieren wollen. Besonders am Anfang ist es sinnvoll, kurze Zeitspannen zu wählen. Zum Beispiel erst einmal 5 Minuten und nach einer Weile 10 Minuten. Diese Spanne können Sie bei regelmäßiger Übung langsam etwas ausdehnen, bis Sie dann schließlich bei vielleicht 20 oder 30 Minuten angelangt sind. Aber es ist auch völlig in Ordnung, bei 10 Minuten zu bleiben. Besser 5 oder 10 Minuten täglich als ab und zu 20 Minuten.

Wichtig ist es, sich nicht zu überfordern und nicht zu

ehrgeizige Ziele zu setzen. Die Meditation sollte Ihnen guttun und Freude machen, und das nicht erst in einem Jahr, nachdem Sie eifrig geübt haben, sondern direkt von Beginn an. Das sollten Sie nicht vergessen. Aber Sie sollten auch nicht vergessen, sich an dem von Ihnen festgelegten Zeitpunkt für diese Zeitspanne hinzusetzen und zu meditieren, selbst wenn Sie mal das Gefühl haben, dass es jetzt doch nicht so gut passt oder Sie sich zu aufgedreht fühlen. Denn nur wenn Sie wirklich dem folgen, was Sie sich vorgenommen haben, kann das Meditieren zu einer (guten) Gewohnheit werden und seine Wirkung entfalten. Und denken Sie daran: Meditieren bedeutet, sich vertraut zu machen damit, wie Sie in dem Moment sind; mal ist es laut in Ihnen, mal etwas leiser, mal sind Sie aufgewühlt, mal geht es ruhiger in Ihnen zu. Wichtig ist, das zu bemerken – mit Geduld und Freundlichkeit.

Um während der Meditation nicht (dauernd) auf die Uhr schauen zu müssen, können Sie auf Ihrem Wecker die entsprechende Zeit einstellen, oder Sie benutzen einen Timer oder eine entsprechende App auf Ihrem Smartphone, sodass Ihnen ein Klang das Ende oder auch den Anfang der Meditation anzeigt.

Nun kann es (endlich) losgehen.

Die Grundlage – Achtsamkeit auf den Atem

In den östlichen Traditionen wird das Bewusstsein gern mit einem Affen verglichen, der sich rastlos von Ast zu Ast schwingt, kaum auf einem angelangt, greift er schon nach dem nächsten. Dass es tatsächlich so ist, merken Sie spätestens dann, wenn Sie sich zur Meditation hinsetzen und einfach mal schauen, was passiert. Ein Gedanke jagt den nächsten; es geht in unserem Kopf manchmal zu wie in einem Bienenstock. Dieser Zustand entsteht aber nicht durch die Meditation, sondern ist die überwiegende Zeit unser Normalzustand. In der Meditation können wir ihn nur leichter wahrnehmen. Um mehr Ruhe in dieses Chaos zu bringen, hat es sich als hilfreich erwiesen, dem Geist etwas zu tun zu geben, die Aufmerksamkeit oder Achtsamkeit auf ein Objekt zu richten und immer wieder dahin zurückzukehren.

Als ein gut geeignetes Objekt gilt schon seit Tausenden von Jahren der *Atem*. Der Atem ist immer bei uns. Atem ist Leben, solange wir atmen, sind wir lebendig. Der Atem verbindet unser Bewusstsein und unseren Körper. Wir konzentrieren uns auf den Atem, den wir im Körper spüren. Damit setzt diese Meditation an einer zentralen Schnittstelle an, die uns meist viel zu selten bewusst ist.

Im Alltagsleben sind Körper und Bewusstsein oft nicht zusammen. So befinden wir uns an einem Ort, wie etwa zu Hause, unterwegs, im Büro, in der Klinik, auf dem Spielplatz mit unserem Kind; mit unserer Aufmerksamkeit sind wir aber meist ganz woanders: zum Beispiel in unseren Gedanken oder Tagträumereien, auf Facebook oder WhatsApp ... – auf jeden Fall nicht da, wo wir gerade körperlich sind. In der Meditation bringen wir Körper und Aufmerksamkeit zusammen und kommen in der Gegenwart, im Hier und Jetzt an. Ein grundlegendes und bewährtes Mittel dazu ist, die Aufmerksamkeit oder Achtsamkeit auf den Atem zu lenken. Daher gilt auch die Meditation mit der Achtsamkeit auf den Atem als Basismeditation für nahezu alle anderen Formen der Meditation.

Die Atemmeditation

Setzen Sie sich in einer für Sie bequemen Haltung auf Ihren Meditationsplatz und achten Sie darauf, dass Ihr Rücken gerade aufgerichtet ist. Aufrecht, aber entspannt. Ihr Nacken ist lang, das Kinn etwas nach unten geneigt. Die Augen sind geschlossen oder leicht geöffnet. Richten Sie, wenn Sie die Augen geöffnet halten, den Blick ganz weich, ohne etwas Bestimmtes zu fokussieren, vor sich auf den Boden. Dies ist jetzt die Zeit, in der es nur um Sie geht, in der Sie sich nur um sich selbst kümmern müssen. Versuchen Sie, dies mit einer freundlichen, wohlwollenden Haltung sich selbst gegenüber zu verbinden.

Entspannen Sie Ihre Gesichtszüge, die Schultern, die Arme, den Bauch, die Hände auf Ihren Oberschenkeln oder Ihrem Schoß. Vielleicht bringen Sie ein leichtes Lächeln in Ihr Gesicht, das entspannt die Gesichtsmuskeln noch weiter. Spüren Sie, wo Sie sich angespannt fühlen, und lassen Sie los. Kommen Sie immer mehr an. Spüren Sie Ihren gesamten Körper, und lassen Sie weiter los.

Vielleicht möchten Sie in einem Satz Ihre Absicht oder Motivation für diese Meditation formulieren: Ich möchte diese Zeit gut nutzen, meinen Atem wahrnehmen und ganz bei mir ankommen. Oder: Diese Zeit gehört mir und meinem Atmen. Oder: Hier in diesem sicheren Raum kann ich zu mir selbst finden. – Finden Sie Ihre eigene Formulierung.

Nehmen Sie dann Kontakt zu Ihrem Atem auf. Wo können Sie ihn am besten spüren? Im Brustraum? Im Bauch? An der Nasenspitze? Im Bereich zwischen Oberlippe und Nasenlöchern? Nehmen Sie sich Zeit, wahrzunehmen, wo Sie den Atem am deutlichsten und klarsten spüren können. Und bleiben Sie dann mit Ihrer Aufmerksamkeit bei dieser Stelle. Nehmen Sie den Einatem und Ausatem wahr, zum Beispiel im Heben und Senken Ihrer Bauchdecke, oder spüren Sie den Atemstrom an der Nase.

Das ist alles. Entspannen Sie sich und genießen Sie das Atmen. Lassen Sie den Atem einfach fließen, versuchen Sie ihn nicht zu beeinflussen. Das ist gerade am Anfang nicht ganz einfach, da sich schnell das Gefühl einstellt, den Atem zu beobachten bedeute, ihn zu verändern. Aber in dieser Meditation geht es nicht darum, ihn zu manipulieren oder zu verändern. Es geht nur darum, ihn wahrzunehmen.

Es ist ganz normal, dass Sie immer wieder gedanklich abschweifen und den Atem vergessen. Sobald Sie das merken, kehren Sie mit Ihrer Aufmerksamkeit wieder zum Atmen zurück. Immer und immer wieder. Tun Sie das freundlich und seien Sie nachsichtig mit sich. Es ist ganz natürlich, dass Sie abschweifen. Wichtig ist, dass Sie es merken und dann Ihren Gedanken und Tagträumereien nicht weiter folgen, so verführerisch sie auch sein mögen. Nehmen Sie sie einfach wahr als ein unbeteiligter Beobachter, eine aufmerksame Zeugin. Kehren Sie immer wieder zum Atem zurück. *Das ist Meditation: zu merken, was in uns geschieht, es einfach wahrzunehmen und dann zum Objekt der Meditation zurückzukehren.* Entspannen Sie sich und genießen Sie das Atmen. Es ist Ihr Anker, um in der Gegenwart, im Hier und Jetzt zu bleiben. Am Ende Ihrer Meditation atmen Sie noch einmal tief ein und aus, rekeln und strecken Sie sich und bleiben Sie noch für einen Moment sitzen. Versuchen Sie dann, Ihre Aufmerksamkeit oder Achtsamkeit in den Alltag mitzunehmen.

Atemmeditation nach Thich Nhat Hanh

Die folgende Meditation wurde von dem buddhistischen Meditationslehrer Thich Nhat Hanh entwickelt: Beim Einatmen sagen Sie sich still den ersten Satz, beim Ausatmen den zweiten. Bei den folgenden Atemzügen wiederholen Sie nur noch die Kurzform des Satzes, bevor Sie dann nach einiger Zeit mit der nächsten Atemübung fortfahren. Sie können sich diese Atemmeditation auch auf Ihr Handy sprechen und dann bei der Meditation abspielen.

1. Ich atme ein und weiß, dass ich einatme *(einatmen)*. Ich atme aus und weiß, dass ich ausatme *(ausatmen)*. Ein *(einatmen)* / aus *(ausatmen)*
2. Ich atme ein, und mein Atem ist tief. Ich atme aus, und mein Atem ist langsam. Tief / langsam
3. Ich atme ein und fühle mich ruhig. Ich atme aus und fühle mich entspannt. Ruhig / entspannt
4. Ich atme ein und lächle. Ich atme aus und lasse los. Lächeln / loslassen
5. Ich atme ein und verweile im gegenwärtigen Moment. Ich atme aus und weiß, es ist ein wundervoller Moment. Gegenwärtiger Moment / wundervoller Moment

Indem Sie bei dieser Meditation innerlich leise die vorgegebenen Sätze und Wörter sprechen, ist es für Sie einfacher, mit Ihrer Aufmerksamkeit beim Atem zu bleiben und gedanklich nicht so schnell abzuschweifen. Zusätzlich unterstützt diese Meditation den Entspannungsprozess.

Im Alltag

Halten Sie während des Tages immer wieder einmal inne und gehen Sie mit Ihrer Aufmerksamkeit zum Atem, drei Atemzüge lang. Entspannen Sie Ihre Gesichtszüge, vielleicht zaubern Sie ein leichtes Lächeln in Ihr Gesicht, das entspannt die Muskeln noch viel mehr. Lassen Sie auch andere körperliche Spannungen los. Diese kleine Übung können Sie fast überall tun, und sie hilft Ihnen, immer wieder einmal aus dem üblichen Gedanken- und Gefühlskarussell auszusteigen und in der Gegenwart anzukommen. Solche Minipausen sind sehr effektiv. So bringen Sie das auf dem Meditationskissen Geübte in Ihren Alltag, und es wird Ihnen so mehr und mehr zur (guten) Gewohnheit.

Achtsamkeit ist
ein aufmerksames Beobachten,
ein Gewahrsein,
das völlig frei von Motiven
oder Wünschen ist.
JIDDU KRISHNAMURTI

Die Achtsamkeit auf den Körper

Bei dieser Meditationsform liegt der Fokus beim Körper und den körperlichen Empfindungen. Bekannt ist sie auch unter dem Begriff *Body-Scan* oder *»sweeping meditation«* (also ein »Durchfegen« des Körpers). Es gibt auf CD oder auch im Internet zahlreiche Anleitungen für diese Meditation, die Sie nutzen können. Falls Sie keinen Kurs besuchen möchten oder können, kann es anfangs eine Hilfe sein, dass Ihnen jemand vorspricht, in welcher Reihenfolge Sie bei dieser Meditation den Körper durchwandern.

Wichtig
In dieser Übung geht es darum, den Körper zu spüren. Was immer Sie spüren oder auch wenn Sie an einigen Stellen vielleicht nichts spüren – das ist alles vollkommen in Ordnung. Es ist auch wichtig, mit Freundlichkeit und ohne Bewertungen das wahrzunehmen und zu spüren, was ist.

Der Body-Scan

In dieser Meditation wandern Sie mit Ihrer Aufmerksamkeit langsam durch den ganzen Körper. Sie können sie im Sitzen, aber auch im Liegen durchführen. Wenn Sie liegen, machen Sie es sich auf einer Decke bequem. Legen Sie sich vielleicht ein kleines Kissen unter den Kopf und, wenn Sie Probleme mit Ihrem Rücken haben, eine Decke oder Rolle unter die Knie. Schließen Sie die Augen und nehmen Sie zunächst einmal den Boden wahr, auf dem Sie sitzen oder liegen. Wenden Sie sich mit Ihrer Aufmerksamkeit dem Atem zu, nehmen Sie wahr, wo Sie ihn am besten spüren können, und bleiben Sie für eine Weile dabei, um noch mehr anzukommen. Gehen Sie dann mit Ihrer Wahrnehmung zu den Füßen. Spüren Sie Ihre Zehen, die Fersen, den Fußballen, die Knöchel. Wandern Sie danach zu den Unterschenkeln, den Knien, den Oberschenkeln, der Hüfte, dem Gesäß. Bleiben Sie immer für eine Weile bei der Wahrnehmung der jeweiligen Körperregion und wechseln Sie nicht zu schnell zum nächsten Körperteil über.

Wenn Sie Spannungen oder einen leichten Schmerz empfinden, atmen Sie in diese Stelle bewusst einige Male hinein und lassen Sie beim Ausatmen los. Wenden Sie sich dem Lendenwirbelbereich zu, dem unteren Rücken und dann dem oberen. Spüren Sie ganz in diese Bereiche hinein und lassen Sie immer wieder los. Schicken Sie Ihren Atem zu schmerzhaften Stellen und versuchen Sie auf diese Weise, etwaige Spannungen zu lockern und aufzulösen.

Gehen Sie dann zum Bauch und dem Bauchraum. Erkunden Sie ihn mit Ihrer Achtsamkeit, bevor Sie sich danach dem Brustkorb zuwenden. Können Sie Ihre Rippen wahrnehmen? Fühlt sich der Brustraum eng oder weit an? Durch Ihren Atem können Sie ihn etwas weiten. Nehmen Sie auch Ihre Schultern wahr, lösen Sie Anspannungen in diesem Bereich. Wandern Sie mit Ihrer Aufmerksamkeit die Arme hinunter bis zu den Händen und den Handspitzen. Wenden Sie sich dann dem Hals, Gesicht, Mund, Nasenbereich, den Augen zu. Spüren Sie und lassen Sie immer wieder los. Durch ein Lächeln entspannen sich weitere Muskeln. Gehen Sie zum Kopf und zur Kopfhaut über und bleiben Sie für eine Weile mit Ihrer Aufmerksamkeit dort.

Abschließend spüren Sie den gesamten Körper in seiner Räumlichkeit und den Atem, der Ihren Körper durchströmt. Atmen Sie am Ende dieser Meditation noch einmal tief ein und aus, öffnen Sie die Augen, dehnen und strecken Sie sich etwas und stehen Sie langsam auf. Spüren Sie im Stehen noch einmal Ihren ganzen Körper.

Körpermeditation nach Thich Nhat Hanh

Wie die oben erwähnte Atemmeditation geht auch die folgende Körpermeditation auf Thich Nhat Hanh zurück.

Sie können sie im Sitzen oder Liegen ausführen. Nehmen Sie sich zu Beginn genügend Zeit, um anzukommen. Bleiben Sie eine Weile mit der Aufmerksamkeit bei Ihrem Atem. Dann sprechen Sie still, innerlich die folgenden Sätze – beim Einatmen den ersten Satz, beim Ausatmen den zweiten. Bei den folgenden Atemzügen wiederholen Sie nur noch die Kurzform des Satzes. Nun lassen Sie sich wieder etwas Zeit, bevor Sie zur nächsten Sequenz gehen.

1. Ich atme ein und weiß, dass ich einatme *(einatmen)*. Ich atme aus und weiß, dass ich ausatme *(ausatmen)*. Ein *(einatmen)* / aus *(ausatmen)*
2. Ich nehme meinen Körper wahr und atme ein. Ich entspanne meinen Körper und atme aus. Den Körper wahrnehmen / den Körper entspannen
3. Ich beruhige meinen Körper und atme ein. Ich sorge gut für meinen Körper und atme aus. Beruhigen / gut sorgen
4. Ich lächle meinem Körper zu und atme ein. Ich löse die Spannungen in meinem Körper und atme aus. Dem Körper zulächeln / Spannungen lösen
5. Ich atme ein und beruhige meinen Körper. Ich atme aus und lächle. Beruhigen / lächeln
6. Ich atme ein und verweile im gegenwärtigen Moment. Ich atme aus und weiß, es ist ein wundervoller Moment. Gegenwärtiger Moment / wundervoller Moment

Nach den letzten innerlich gesprochenen Worten verweilen Sie noch einige Atemzüge lang in Stille. Spüren Sie nach, wie sich Ihr Körper jetzt anfühlt. Beenden Sie dann die Meditation und nehmen Sie die gestärkte Achtsamkeit für Ihren Körper mit in Ihren Alltag.

Im Alltag

Halten Sie während des Tages immer wieder einmal inne und gehen Sie mit Ihrer Aufmerksamkeit zum Körper. Nehmen Sie Ihren Körper in seiner Gesamtheit, in seiner Dreidimensionalität wahr. Spüren Sie die ganze Länge Ihres Körpers: wie Ihre Füße auf dem Boden stehen, die Aufrichtung Ihres Körpers, Ihren Kopf. Lassen Sie Ihre Schultern bewusst los.

Die Achtsamkeit auf die Gefühle und die Gedanken

Bei der Atemmeditation und der Körpermeditation lernen Sie, Ihre Aufmerksamkeit auf körperliche Prozesse zu richten und diese einfach zu beobachten, ohne sie zu bewerten und ohne sie ändern zu wollen. Das ist Achtsamkeit: wahrzunehmen, was in uns und außerhalb von uns geschieht, ohne zu urteilen. Dies hört sich zwar einfach an, ist es aber nicht. Dafür gibt es zwei Gründe.

Zum einen ist die Aufmerksamkeitsspanne bei den meisten von uns nur sehr kurz. Wir lassen uns sehr schnell von allem Möglichen ablenken, können nur selten länger bei einer Sache bleiben, höchstens dann, wenn uns etwas wirklich interessiert und unsere Aufmerksamkeit fesselt. In der Meditation merken Sie diese Ablenkbarkeit daran, wie oft Sie abschweifen und mit Ihren Gedanken woanders sind. Zumal, so wirklich spannend und fesselnd ist es ja nicht, mit der Aufmerksamkeit immer nur beim Atem zu bleiben oder auch bei einzelnen Körperstellen oder dem ganzen Körper. Aber: die Wiederholung von Sit-ups oder die immer gleichen Bewegungen an den Geräten im Fitnessstudio sind ja auch nicht wirklich spannend. Sie tun das aber, weil Sie wissen, dass es die Regelmäßigkeit und Ausdauer sind, die die Wirkung garantieren. Und so ist es auch bei der Meditation. Da trainieren Sie den »Aufmerksamkeitsmuskel« dadurch, dass Sie immer wieder zum Objekt der Meditation zurückkehren. Das ist manchmal vielleicht etwas mühsam, aber es lohnt sich.

Zum anderen ist es nicht leicht, einfach nur wahrzunehmen, ohne zu urteilen. Wir neigen dazu, schnell und oft zu bewerten (und meist negativ). Wir fällen laufend Urteile über uns, unser Verhalten, unser Aussehen und über andere, ihr Verhalten und Aussehen oder darüber, was sie sagen. Weil wir wissen, dass wir das tun, wenn uns auch das Ausmaß nicht immer bewusst ist, ist uns auch klar, dass andere uns darin ähnlich sind. Und so sehen wir uns nicht nur unseren eigenen Bewertungen und Urteilen ausgesetzt, sondern ebenfalls denen anderer. Vielleicht sind Sie es auch seit Ihrer Kindheit gewohnt, kritisiert und nicht für gut befunden zu werden. Das kann Ihnen noch in Ihrem Erwachsenenleben nachhängen. All das ist ein guter Nährboden für Stress. Denn – Sie erinnern sich – Stress beginnt im Kopf und hat viel mit unseren Bewertungen zu tun.

In der Meditation trainieren und stärken Sie Ihren wertneutralen Aufmerksamkeits- oder Achtsamkeitsmuskel. Zunächst geschieht das durch die Achtsamkeit auf den Atem und den Körper. Lassen Sie sich genügend Zeit für dieses Basistraining: Nehmen Sie den Atemfluss einfach wahr, ohne ihn beeinflussen zu wollen; spüren Sie, was im Körper geschieht, von Moment zu Moment, halten Sie nicht an einzelnen Erfahrungen fest, sondern kehren Sie immer wieder zur reinen, nicht bewertenden Wahrnehmung zurück. Damit stärken Sie diesen »Muskel« und schaffen sich eine gute Grundlage für alle weiteren Meditationsformen. Wenn Sie sich dann fit genug fühlen, können Sie Ihre Aufmerksamkeit auf Ihre Gefühle und Gedanken ausdehnen und trainieren, diese wertneutral wahrzunehmen.

Meditation mit der Achtsamkeit auf die Gefühle

Setzen Sie sich in der Position hin, in der Sie aufrecht, wach und entspannt für einige Zeit sitzen können. Schließen Sie die Augen oder halten Sie sie leicht geöffnet vor sich auf den Boden gerichtet. Wenden Sie sich mit Ihrer Aufmerksamkeit dem Körper zu und lassen Sie Anspannungen los, vor allem im Kopf- und Schulterbereich. Gehen Sie dann zu Ihrem Atem und kommen so etwas zur Ruhe.

Wenn Sie merken, dass ein Gefühl in Ihnen hochkommt, so nehmen Sie das einfach wahr. Stellen Sie fest: Dies ist ein angenehmes Gefühl (z. B. Freude) oder: Dies ist ein unangenehmes Gefühl (z. B. Ärger) oder: Dies ist eher ein neutrales Gefühl. Nehmen Sie das betreffende Gefühl wahr. Vielleicht spüren Sie es in Ihrem Körper – als Kribbeln, Druck, als ein Weiterwerden ... Jedoch verwickeln Sie sich nicht in dieses Gefühl. Machen Sie daraus keine Geschichte. (»Ich bin so wütend, weil XY mich schon wieder vor anderen bloßgestellt hat. Wie letzte Woche schon, dabei kann der mir doch nicht das Wasser reichen ...«) Gefühle dauern nicht länger als 90 Sekunden, hat man herausgefunden. Außer wir verlängern und füttern sie durch unsere Gedanken und unser Geschichtenerzählen (und das tun wir häufig). Infolgedessen können wir über Stunden und Tage beispielsweise wütend sein.

In der Meditation üben Sie, das Gefühl wahrzunehmen, ohne es auszuschmücken, ohne sich dafür zu verurteilen. Nehmen Sie wahr, wie es in Ihnen hochkommt, da ist und wieder vergeht. Kehren Sie am Ende der Meditation wieder zu Ihrem Atem zurück, rekeln und strecken Sie sich und beenden Sie die Meditation.

Nehmen Sie die Achtsamkeit für die Gefühle mit in Ihren Alltag und versuchen Sie auch dort, Ihre Gefühle immer wieder einmal aus der interessierten Perspektive eines wertneutralen Beobachters, einer Zeugin wahrzunehmen. »Da ist Ärger ... da ist Langeweile ...«

Meditation
mit unangenehmen Gefühlen

Manchmal haben Sie es in Ihrer Meditation, aber auch in Ihrem Alltag mit heftigen Gefühlen zu tun – mit starker Wut, nagender Eifersucht, tiefer Traurigkeit oder Angst. Diese Gefühle werden häufig als negativ oder unangenehm bezeichnet, weil wir sie als leidvoll erleben. Sie sind nicht per se schlecht oder negativ. Sie sind einfach Gefühle, die kommen und auch wieder vergehen. Manchmal brechen sie aber wie ein Sturm über uns herein. Um nicht von ihnen fortgerissen zu werden, können Sie den Atem als Anker nehmen und sich daran durch Ihre Aufmerksamkeit festhalten. Ganz wichtig: Tun Sie das mit einer besonders freundlichen Haltung sich selbst gegenüber, mit großer Selbstfürsorge.

Anleitung

Merken Sie während der Meditation, dass eins der oben genannten starken Gefühle immer wieder oder längere Zeit hochkommt, so spüren Sie es zunächst einmal in Ihrem Körper. Nehmen Sie es einfach wahr, wie fühlt es sich an? Vielleicht möchten Sie es benennen: Ärger, Neid, Groll etc. Das Benennen hilft, dass das Gefühl klarer wird. Verwickeln Sie sich aber nicht in eine Geschichte über das Gefühl. Nehmen Sie auch Ihre Gedanken, Urteile und Handlungsimpulse wahr: den Impuls aufzustehen, wegzurennen, jemanden zu beschimpfen. Nehmen Sie das einfach wahr, ohne aktiv darauf zu reagieren und Ihren Impulsen zu folgen.

Kehren Sie immer wieder zum Atem zurück. Er kann Ihre Zuflucht sein, wenn Gefühle Sie fortzureißen drohen. Der Atem ist immer da. Er hält Sie in der Gegenwart, auch wenn es in Ihnen noch wüten und toben mag. Sie wissen, dass Sie diesem Sturm standhalten können und er sich beruhigen wird. Spüren Sie, wie das Gefühl mit der Zeit schwächer wird, wenn Sie es nicht nähren. Langsam wird es ruhiger in Ihnen. Beenden Sie die Meditation und nehmen Sie das Gefühl der Stabilität mit in Ihren Alltag hinein.

Im Alltag

Im Alltag erleben wir manchmal Situationen, in denen ein heftiges Gefühl in uns hochsteigt, sei es durch eine plötzliche Erinnerung oder einen anderen Menschen, der durch sein Verhalten, seine Worte dieses Gefühl in uns auslöst. Wenn Sie merken, dass Sie aufgebracht oder wütend werden, halten Sie inne. Spüren Sie, was in Ihnen auf der körperlichen Ebene geschieht. Richten Sie dann Ihre Aufmerksamkeit auf den Atem. Atmen Sie ganz bewusst ein und aus. Tun Sie das für mindestens drei Atemzüge. Damit haben Sie einen kleinen Abstand geschaffen zu Ihrem Ärger oder Ihrer Wut oder Ihrem sonstigen heftigen Gefühl. Sie haben es nicht sofort ausgelebt und sind auf Ihr Gegenüber losgegangen. Dieser Abstand ermöglicht Ihnen vielleicht, zu einer anderen Reaktion zu kommen. Sie haben den Ärger nicht runtergeschluckt. Aber Sie haben sich die Möglichkeit geschaffen, in größerer Freiheit und mit mehr Spielraum über Ihre Reaktion oder Antwort zu entscheiden. Damit stärken Sie eine für das Alltagsleben sehr entscheidende Fähigkeit: nicht automatisch aus einem Gefühlsimpuls heraus zu reagieren, sondern eine Wahl über das Wie zu haben.

Wichtig

Manchmal sind Ihre Gefühle vielleicht so heftig, dass es Sie trotz aller Vorsätze vom Kissen oder Stuhl treibt. Dann erlauben Sie sich das und gehen, wenn Sie die Möglichkeit haben, lieber spazieren oder laufen oder tun Sie sonst etwas Körperliches, das Ihnen guttut und einen beruhigenden Effekt hat.

Meditation wirkt im Allgemeinen beruhigend und entspannend, aber nicht sedierend. Mit zunehmender Aufmerksamkeit für Ihren Körper und das, was in Ihnen emotional vorgeht, wächst letztlich auch Ihre Sensibilität. Andauernde und heftige Gefühlsstürme können auf tiefer liegende Probleme hinweisen, die Sie unter Umständen auf anderer Ebene angehen sollten (Gespräche mit vertrauten Menschen, Coaching, Psychotherapie). In dem Fall sollten Sie sich von kompetenter Seite beraten lassen, ob Meditation in dieser Lebensphase überhaupt gut für Sie ist oder jetzt etwas anderes für Sie ansteht.

Meditation
mit angenehmen Gefühlen

Angenehme Gefühle wie Freude, Glück, Gelassenheit, Zufriedenheit, Dankbarkeit fühlen sich nicht nur gut an, sondern sie steigern auch das Wohlbefinden und stärken damit auch das Immunsystem. Oft glauben wir, wir müssten erst etwas Schönes erleben, uns etwas Neues kaufen, für etwas gelobt werden oder eine neue Stelle finden, um Freude oder Glücklichsein zu erleben. Wir meinen, der Impuls für die positiven Gefühle müsse stets von außen kommen. Dabei haben auch Sie sicher schon die Erfahrung gemacht, wie schnell die Freude über ein neues Kleid oder Auto wieder vergeht und dann schnell ein neuer Kick hermuss, um wieder die Glückshormone Dopamin oder Serotonin zu aktivieren.

In dieser Meditation können Sie erfahren, dass Sie alle Bedingungen für Freude oder wohlige Gefühle bereits in sich tragen, dass es also nicht notwendigerweise eines äußeren Impulses bedarf, sondern vielleicht nur einer Erinnerung.

Anleitung

Setzen Sie sich in der Position hin, in der Sie aufrecht, wach und entspannt für einige Zeit sitzen können. Schließen Sie die Augen oder halten Sie sie leicht geöffnet vor sich auf den Boden gerichtet. Wenden Sie sich mit Ihrer Aufmerksamkeit dem Körper zu, lassen Sie vorhandene Anspannungen los, vor allem im Kopf- und Schulterbereich. Gehen Sie zu Ihrem Atem und bleiben Sie für einige Atemzüge dabei. Bringen Sie sich dann eine Situation in Erinnerung, in der es Ihnen richtig gut ging, in der Sie sich wohl- und vielleicht sogar glücklich gefühlt haben. Es muss gar nichts

Weltbewegendes gewesen sein, suchen Sie nicht nach *der* ultimativen Glückserfahrung in Ihrem Leben. Vielleicht waren Sie in der Natur oder mit Ihren Liebsten zusammen, haben ein Musikstück gehört oder Ihr Kind beim Spielen beobachtet oder … Versuchen Sie, sich diese Erfahrung und das damit verbundene Gefühl vorzustellen und es zu erspüren, und tauchen Sie in dieses Gefühl mehr und mehr ein. Spüren Sie es in Ihrem Körper. Geben Sie ihm Raum. Lassen Sie sich einfach davon erfüllen. Ruhen Sie darin, so lange Sie mögen. Dieses Gefühl ist in Ihnen, Sie selbst können es wachrufen. Sie sind nicht darauf angewiesen, es erst durch einen äußeren Impuls zu aktivieren.

Atmen Sie am Ende dieser Meditation noch einmal bewusst tief ein und aus. Öffnen Sie die Augen, dehnen und strecken Sie sich etwas und stehen Sie dann langsam auf. Vielleicht können Sie etwas von diesem angenehmen Gefühl mit in Ihren Alltag nehmen.

Im Alltag

Erleben Sie in Ihrem Alltag ein angenehmes Gefühl der Freude, Zuversicht, Dankbarkeit, Wertschätzung, können Sie innehalten und diesem Gefühl den Raum geben, sich noch mehr zu entfalten. Genießen Sie es.
Atmen Sie mindestens dreimal bewusst ein und aus und nehmen Sie das angenehme Gefühl mit in Ihre weiteren Aktivitäten. Manchmal reicht es, einfach zu lächeln, auch vielleicht zunächst grundlos, um ein angenehmes Gefühl zu aktivieren. Probieren Sie es aus. Ihr Lächeln kann ansteckend wirken. Sie entwickeln damit die wichtige Fähigkeit, angenehme Gefühle wachzurufen oder zu stärken, gut für sich zu sorgen.

Meditation mit der Achtsamkeit auf die Gedanken

Wenn Sie etwas vertrauter geworden sind mit der bewussten Wahrnehmung Ihrer Gefühle, werden Sie gemerkt haben, dass diese so gut wie immer von Gedanken begleitet sind oder von diesen ausgelöst werden. Das hat erfreuliche Folgen, wenn Sie liebevoll an jemanden denken und spüren, wie sich diese Gedanken auch als angenehme Gefühle niederschlagen. Oder wenn Sie sich an ein schönes Erlebnis in jüngster Vergangenheit erinnern. Es hat unerfreuliche Folgen, wenn Ihre Gedanken eher negative sind. Wenn Sie daran denken, dass Ihr Chef Sie wieder einmal runtergeputzt hat, oder Ihnen in den Sinn kommt, wie es war, als Ihre Partnerin Sie verlassen hat, oder Sie sich erinnern, dass Sie in den Augen Ihres Vaters nie gut genug waren. Solche Gedanken haben unangenehme Gefühle im Begleitgepäck: Wut, Neid, Eifersucht etc.

All diesen Beispielen ist gemeinsam, dass die Ereignisse nicht *jetzt*, in der Gegenwart, stattfinden, sondern in der Vergangenheit, dass Sie aber *jetzt* Ihre Stimmung negativ beeinflussen. Manchmal werden diese Gedanken zu Gedankenschleifen, die sich immer und immer wieder in uns abspulen und stets mit den gleichen unangenehmen Gefühlen verbunden sind, was wiederum zu neuen Grübelattacken führt.

In der Meditation geht es nicht darum, Gedanken zu unterdrücken oder weghaben zu wollen, sondern darum, sie wahrzunehmen, ohne sie zu bewerten oder sich selbst dafür zu verurteilen. Die Gefühle und Gedanken kommen, und sie vergehen auch wieder. Oder wie Pema

Chödron, eine bekannte amerikanische Meditationslehrerin, sagt: Wir sind der blaue Himmel, alles andere ist Wetter. Mit der Zeit werden Sie vertrauter damit, was damit gemeint ist, aber auch, was in Ihrem Kopf vor sich geht. Sie lernen sich besser kennen. Das ist – Sie erinnern sich – Meditation: sich vertraut machen.

Anleitung

Setzen Sie sich in der Position hin, in der Sie aufrecht, wach und entspannt für einige Zeit sitzen können. Schließen Sie die Augen oder halten Sie sie leicht geöffnet vor sich auf den Boden gerichtet. Wenden Sie sich mit Ihrer Aufmerksamkeit dem Körper zu, lassen Sie vorhandene Anspannungen los, vor allem im Kopf- und Schulterbereich. Gehen Sie zu Ihrem Atem und bleiben Sie für einige Atemzüge dabei. Wenden Sie dann Ihre Aufmerksamkeit den Gedanken zu, die in Ihrem Kopf herumschwirren. Nehmen Sie sie einfach nur wahr, ohne sie zu bewerten oder sich dafür zu verurteilen. Sie sind keine Störung. Wir haben Gedanken, weil wir Menschen sind. Nehmen Sie die Gedanken als neutrale Beobachterin, als Zeuge wahr, ohne sich in sie zu verwickeln, eine Geschichte daraus zu machen, ihren Drehungen und Wendungen zu folgen. Nehmen Sie sie wahr und gehen Sie dann mit Ihrer Aufmerksamkeit wieder zum Atem, bis erneut ein Gedanke in den Vordergrund tritt und nach Ihrer Aufmerksamkeit verlangt. Sie können den Gedanken auch benennen: eifersüchtiger Gedanke, erwartungsvoller, freudiger, planender, auf die Vergangenheit gerichteter, auf die Zukunft gerichteter. Identifizieren Sie sich nicht mit den Gedanken. Denken Sie nicht: Ich bin eifersüchtig, wütend, traurig etc., sondern: Da ist ein eifersüchtiger, wütender oder trauriger Gedanke. Sie sind nicht Ihre Gedanken oder Ihre Gefühle. Sie sind mehr. Spüren Sie den Raum, in dem die Gefühle und Gedanken auftauchen und wieder vergehen. Er ist so viel größer als sie. Entspannen Sie sich in diesen Raum hinein.

Am Ende Ihrer Meditation atmen Sie noch einmal tief ein und aus, rekeln und strecken Sie sich, spüren Sie nach und bleiben Sie noch für einen Moment sitzen. Versuchen Sie dann, das Gefühl des inneren Raums in den Alltag mitzunehmen.

Im Alltag

Sich der Gedanken bewusster zu werden, ist gerade im Alltag sehr nützlich. Ebenso, Gedankenschleifen zu unterbrechen. Wenn Sie immer wieder einmal innehalten, den Atem spüren und dann Ihre Gedanken einfach nur wahrnehmen, haben Sie einen kleinen Raum geschaffen zwischen dem Gedanken, den damit einhergehenden Gefühlen und einer möglichen Reaktion. Dieser Raum gibt Ihnen die Möglichkeit, frei zu entscheiden, wie Sie mit dem Gedanken-Gefühle-Gemisch umgehen, wie Sie und ob Sie überhaupt reagieren wollen.

Wichtig

Wenn Sie mit stark negativen, oft wiederkehrenden Gedanken zu tun haben oder mit belastenden Gedankenschleifen, in denen Sie sich wieder und wieder verfangen, unter denen Sie sehr leiden und aus denen Sie kaum mehr herauskommen, weist das vielleicht auf Probleme hin, die Sie nicht durch Meditation lösen können, die sich durch Meditation vielleicht sogar verfestigen. Suchen Sie das Gespräch mit vertrauten Menschen oder lassen Sie sich von kompetenter Seite beraten, ob Sie beispielsweise psychotherapeutische Hilfe in Anspruch nehmen sollten.

Sich mit verschiedenen Meditationen vertraut machen

Bisher haben Sie einige Achtsamkeitsmeditationen kennengelernt, bei denen Sie die Aufmerksamkeit jeweils auf ein anderes Objekt richten. Grundlegend und Voraussetzung für alle weiteren Meditationen ist die Atemachtsamkeit. Wenn Sie sich nur darin mit Geduld, Freude und einer gewissen Beharrlichkeit üben, wird Ihnen das schon zu sehr viel mehr Ruhe, Klarheit und Wohlbefinden im Alltag verhelfen.

Die Achtsamkeit auf den Körper meditativ zu üben, wirkt entspannend und stärkt Ihre Wahrnehmung für das, was in Ihrem Körper vor sich geht. Gefühle und Gedanken als Objekte Ihrer Aufmerksamkeit in der Meditation zu nehmen, stärkt Ihre Fähigkeit, sie einfach nur wahrzunehmen, ohne sich in sie zu verwickeln oder durch weitere Geschichten immer weiter zu füttern. Sie lernen, den (kleinen) Raum zu entdecken, der zwischen dem Gefühl/Gedanken/Impuls und Ihrer Reaktion liegt. Das ist der Raum Ihrer Freiheit, auch einmal anders oder gar nicht zu reagieren. Sie lernen auch den Raum kennen, in dem die Gefühle und Gedanken aufkommen und wieder verschwinden – wenn Sie sich nicht einmischen.

Machen Sie sich mit allen hier vorgestellten Meditationen durch Übung vertraut, und entscheiden Sie dann, auch situativ, welche Sie praktizieren wollen, welches Feld der Achtsamkeit gerade für Sie wichtig wäre zu stärken.

Thematische Meditationen

Neben Achtsamkeitsmeditationen gibt es noch weitere Meditationstechniken, in denen Sie bestimmte positive, stärkende Gefühle bewusst hervorrufen, um diese in sich zu verankern und neue Perspektiven zu entwickeln. Zwei grundlegende Meditationen stelle ich Ihnen im Folgenden vor.

Herzensmeditation

Selbstakzeptanz, Wohlwollen für uns selbst und Selbstfürsorge sind für unser seelisches, aber auch unser körperliches Wohlbefinden sehr wichtig. Diese Haltungen sind vielen von uns aber nicht selbstverständlich. Wir haben sie nur selten als Kinder mitbekommen, können sie aber auch in späteren Jahren entwickeln oder zumindest stärken. Ein Weg dazu ist die Herzensmeditation oder die Meditation der liebevollen Güte.

Anleitung
Setzen Sie sich an einem ruhigen Ort in einer für Sie bequemen, aber aufrechten Haltung hin. Schließen Sie die Augen und spüren Sie, wie der Atem Ihren Körper durchströmt. Bleiben Sie einige Atemzüge lang dabei. Machen Sie sich mit Ihrem Atem vertraut. Richten Sie dann Ihre Aufmerksamkeit auf den Bereich Ihres Herzens in der Mitte des Brustkorbs. Stellen Sie sich vor, dass Sonnenstrahlen diese Gegend erwärmen. Langsam weitet, sich der Brustraum und Ihr Herz.

Sprechen Sie dann leise zu sich selbst: *Möge ich glücklich sein.*
Diese Worte sinken mit jedem Atemzug tiefer in Ihren Körper, den Brustraum und Ihr Herz. Wiederholen Sie diesen Satz einige Male und bleiben Sie für eine Weile bei diesem Wunsch. Sprechen Sie ihn aus einer wohlwollenden Haltung sich selbst gegenüber aus. Wenn Sie diese in dem Moment nicht spüren, nehmen Sie das einfach wahr. Das ist einfach manchmal so. Sagen Sie trotzdem: *Möge ich glücklich sein.*
Gehen Sie dann langsam zum nächsten Wunsch über:
Möge ich mich sicher und geborgen fühlen.
Bleiben Sie eine Zeit lang bei diesem Wunsch und wiederholen Sie ihn einige Male, damit er tiefer in Ihr Herz sinken kann.
Möge ich mit Freude und Leichtigkeit leben.
Wiederholen Sie auch diesen Wunsch einige Male, verweilen Sie dabei und gehen Sie dann über zu:
Möge ich in Frieden sein.
Wenn Sie eine Weile mit diesem Wunsch verbracht haben, können Sie, wenn Sie mögen, noch als letzten Satz anfügen:
Möge ich lernen, mich so anzunehmen und zu lieben, wie ich bin.
Wiederholen Sie am Ende noch einmal alle fünf Sätze, so lange Sie wollen. Sie können dies auch mit der Atemachtsamkeit verbinden und beim Einatmen mit der Aufmerksamkeit beim Atem sein und beim Ausatmen leise den Wunsch aussprechen.

Wenn Sie vertrauter mit dieser Meditation geworden sind, können Sie diese Wünsche auch auf andere Menschen beziehen.

Mögest du glücklich sein.
Mögest du dich sicher und geborgen fühlen.
Mögest du mit Freude und Leichtigkeit leben.
Mögest du in Frieden sein.

Nehmen Sie als Erstes Menschen, die Sie mögen, die Ihnen am Herzen liegen, und widmen Sie ihnen diese Wünsche. Wenn das gut funktioniert, können Sie Ihre Wünsche auch Menschen schenken, denen Sie eher neutral gegenüberstehen (der Postbotin, dem Verkäufer in der Bäckerei, eine entfernte Verwandte). Sind Sie damit vertrauter geworden, können Sie sich in einem nächsten Schritt auch Menschen vorstellen, mit denen Sie Probleme haben und die in Ihnen zunächst vielleicht unangenehme Gefühle wachrufen. Gehen Sie nicht zu schnell zu dieser Stufe über, sondern erst, wenn es gut für Sie funktioniert, diese Herzenswünsche an für Sie neutrale Menschen zu senden.

Wenn es Ihnen möglich ist, auch schwierige Menschen einzubeziehen, werden Sie mit der Zeit merken, dass sich Ihr Verhältnis zu ihnen verändert, wohlwollender und freundlicher wird.

In einem letzten Schritt können Sie die Wünsche dem Wohl aller Lebewesen widmen.

Mögen alle Lebewesen glücklich sein.
Mögen sich alle Lebewesen sicher und geborgen fühlen.
Mögen alle Lebewesen mit Freude und Leichtigkeit leben.
Mögen alle Lebewesen in Frieden sein.

Sie können für diese Wünsche auch Ihre eigenen Worte finden. Wichtig ist die wohlwollende, fürsorgliche, liebevolle Haltung, mit der Sie diese Sätze sprechen.

Am Ende Ihrer Meditation atmen Sie noch einmal tief ein und aus, rekeln und strecken Sie sich und bleiben Sie noch für einen Moment sitzen. Nehmen Sie das in der Meditation gestärkte Wohlwollen für sich und andere mit in Ihren Alltag.

Dankbarkeitsmeditation

»Wir sind nicht dankbar, weil wir glücklich sind, wir sind glücklich, weil wir dankbar sind«, sagt der mittlerweile 94-jährige Benediktinermönch Bruder David Steindl-Rast. Für ihn steht Dankbarkeit im Zentrum eines guten Lebens. Und darin wird er von der modernen Wissenschaft sehr bestätigt. Wenn wir dankbar sind, so haben wissenschaftliche Studien gezeigt, können wir auch andere positive Gefühle mehr genießen und erleben weniger negative Gefühle. Dankbarkeit erhöht nachweislich das Selbstwertgefühl, lässt uns besser mit Stress und anderen Belastungen umgehen und stärkt unsere sozialen Bindungen. All das wirkt sich positiv auf die seelische wie körperliche Gesundheit aus. Dankbarkeit als Haltung lässt sich gut in der Meditation wie auch im Alltag einüben und trainieren.

Anleitung

Setzen Sie sich an einem ruhigen Ort in einer für Sie bequemen, aber aufrechten Haltung hin. Schließen Sie die Augen und spüren Sie, wie der Atem Ihren Körper durchströmt. Bleiben Sie einige Atemzüge lang dabei. Machen Sie sich mit Ihrem Atem vertraut.

Variante 1

Erinnern Sie sich an Situationen in der letzten Zeit, in denen Sie Dankbarkeit empfunden haben. Es kann sich dabei auch um einen kurzen, flüchtigen Moment handeln, etwas Kleines, es muss keine große, tiefe Erfahrung gewesen sein. Wie hat sich das körperlich angefühlt? Wie emotional? Versuchen Sie, ins Spüren zu kommen und nicht auf einer gedanklichen Ebene zu bleiben. Was hat dieses Gefühl ausgelöst? Können Sie sich daran erinnern? Richten Sie Ihre Aufmerksamkeit nach einer Weile wieder auf den Atem und öffnen Sie dann die Augen. Während Sie in Ihren Alltag zurückkehren, spüren Sie ab und zu, ob diese Empfindungen noch nachwirken und Ihre aktuelle Stimmung verändert haben.

Variante 2
Denken Sie an einen Menschen, den Sie lieben oder der Ihnen sehr nahesteht, führen Sie sich seine Vorzüge vor Augen und formulieren Sie Sätze wie:
- Ich bin so dankbar, dass du mich mit deinem Optimismus immer wieder ansteckst.
- Ich bin so dankbar, dass du ein so großzügiger Mensch bist.
- Ich bin so dankbar, dass ich dich kenne und du ein wichtiger Teil meines Lebens bist.
- Ich bin so dankbar, dass du oft meine Launen erträgst und mich so nimmst, wie ich bin.
- Ich bin so dankbar, dass du mir Liebe und Sicherheit schenkst.

Variante 3
Führen Sie sich vor Augen, was Sie heute / in der letzten Woche / im letzten Jahr … anderen zu verdanken haben, was Ihnen geschenkt wurde und zu Ihrem Wohlergehen beigetragen hat. Aber auch, was Sie sich selbst zu verdanken und geschenkt haben. Bei näherem Hinschauen werden Sie sicher einiges entdecken, das Ihnen bislang vielleicht selbstverständlich erschienen ist. Das müssen keine materiellen Dinge sein; ein Lächeln oder die Zeit, die Ihnen jemand widmet, ein schönes Gespräch – all das sind Geschenke.
Am Ende Ihrer Meditation atmen Sie noch einmal tief ein und aus, rekeln und strecken Sie sich und bleiben Sie noch für einen Moment sitzen. Nehmen Sie das gestärkte Gefühl von Dankbarkeit mit in Ihren Alltag.

Im Alltag

Sie können das Gefühl der Dankbarkeit auch im Alltag immer wieder wachrufen und stärken.

Beschließen Sie den Tag, indem Sie sich vor dem Schlafengehen in Erinnerung rufen, was heute alles gut für Sie gelaufen ist. Was Ihnen alles gelungen ist. Welche guten Begegnungen Sie hatten und welche Freundlichkeit und wohlwollende Unterstützung Sie erfahren haben. Erfüllen Sie sich mit dem Gefühl der Dankbarkeit für all das. Das lässt Sie besser schlafen.

Führen Sie ein Dankbarkeitsbuch, in das Sie jeweils fünf Dinge schreiben, für die Sie dankbar sind. Finden Sie dafür einen für Sie stimmigen Rhythmus, z.B. täglich, jeden dritten Tag, einmal die Woche ... Ein Satz für jedes Ereignis genügt.

Bedanken Sie sich in Ihrem Alltagsleben bewusster und drücken Sie öfter Ihre Wertschätzung aus.

Überlegen Sie öfter, wie Sie sich selbst eine Freude machen können, und tun Sie das dann auch.

Wenn Sie der Dankbarkeit in der Meditation und im Alltag mehr Raum geben und Aufmerksamkeit schenken, sind dies wichtige Schritte in Richtung Gesundheit und Wohlbefinden. Der amerikanische Psychologe Robert Emmons, der viel zu Dankbarkeit geforscht hat, nennt Dankbarkeit den »Königsweg zum Glück«.

Meditation in Bewegung

Meditation ist keineswegs auf ein mehr oder minder bewegungsloses Sitzen beschränkt. Wenn Sie mit der Atemmeditation im Sitzen etwas vertrauter geworden sind, können Sie diese auch gut mit Bewegung – zum Beispiel dem Gehen – kombinieren. Vielleicht liegt es Ihnen ohnehin mehr zu gehen statt zu sitzen oder Sie wechseln beide Formen der Meditation ab. Probieren Sie aus, was Sie am ehesten entspannt und zur Ruhe bringt. Gehmeditationen können Sie fast überall durchführen.

Gehmeditation

Suchen Sie sich einen ruhigen Ort für Ihre Gehmeditation, vielleicht in einem Park, einer verkehrsarmen Straße, im Wald, auf einem Friedhof. Verschränken Sie Ihre Hände auf dem Rücken oder auf dem Bauch. Richten Sie den Blick auf den Boden, ohne dass Sie Ihre Aufmerksamkeit auf etwas Spezielles fixieren. Werden Sie sich erst Ihres Atems bewusst und dann Ihrer Füße. Heben Sie den rechten Fuß beim Einatmen, machen Sie einen Schritt nach vorne und setzen Sie ihn beim Ausatmen auf dem Boden auf. Mit der nächsten Einatmung heben Sie den linken Fuß, machen einen Schritt nach vorne und setzen Sie ihn ausatmend wieder auf und rollen ihn ab. Und so gehen Sie weiter. Spüren Sie den Atem und nehmen Sie den Boden unter den Füßen wahr. Achten Sie beim Gehen auf die Empfindungen Ihrer Füße, Ihrer Muskeln, Ihres gesamten Körpers. Entspannen Sie Ihre Gesichtszüge, entspannen Sie Ihren ganzen Körper. Spüren Sie den Wind oder die Sonne auf Ihrer Haut. Nehmen Sie die Geräusche wahr.

Wenn Sie gedanklich abschweifen, kehren Sie, sobald Sie das merken, wieder zum Atem und zum Gehen zurück. Genießen Sie das Gehen.

Wenn Sie etwas schneller gehen möchten, so kombinieren Sie das Atmen mit Ihren Schritten. Zählen Sie, wie viele Schritte Sie beim Einatmen machen und wie viele beim Ausatmen. Sie zählen beispielsweise vier Schritte beim Einatmen und fünf beim Ausatmen. (Üblicherweise ist der Ausatem etwas länger als der Einatem.) Gehen Sie dann in diesem Rhythmus. Ihre Aufmerksamkeit ist beim Atmen, den Schritten und dem Zählen. Diese Variante ermöglicht Ihnen ein schnelleres Gehen, bei dem Sie dennoch sehr konzentriert und bewusst gehen. Und wenn Sie sich dabei ertappen, wie Sie Ihren Gedanken nachhängen oder sich von visuellen oder akustischen Reizen ablenken lassen, so kehren Sie wieder zur Achtsamkeit auf das Gehen, Atmen und Zählen zurück. Statt zu zählen, können Sie auch Wörter bzw. Silben verwenden. Zum Beispiel: Fried-voll ge-he ich (fünf/einatmen), füh-le mich ganz ent-spannt (sechs/ausatmen) oder: Ich bin le-ben-dig (fünf/einatmen), das Le-ben ist ein Wun-der (sieben/ausatmen). Finden Sie Ihre eigenen Worte, die für Sie stimmig sind und die Sie gut mit der Länge von Ihrem Ein- und Ausatem kombinieren können.

Bleiben Sie am Ende der Meditation für einen Moment stehen, schließen Sie die Augen und spüren Sie, wie Sie stehen. Spüren Sie Ihren Körper, Ihre Füße und atmen Sie noch einmal bewusst ein und aus. Öffnen Sie die Augen, und nehmen Sie etwas von der Aufmerksamkeit, Wachheit und vielleicht auch dem Gefühl von Erfrischung mit in Ihre weiteren Aktivitäten.

Auch zwischen den Sitzmeditationen können Sie als Auflockerungen gehen. Haben Sie nur wenig Platz, so gehen Sie einfach langsam auf und ab, mit Ihrer Aufmerksamkeit ganz beim Heben, Senken und Abrollen der Füße. Nach der Gehmeditation kehren Sie wieder zu Ihrem Meditationssitz zurück.

Im Alltag

Gehmeditation ist eine wunderbare Übung, die sich gut für den Alltag eignet. Denn Sie werden sicher Tag für Tag zumindest ein paar Schritte gehen. Beispielsweise von zu Hause zur U-Bahn oder zum Bus, vom Parkplatz zum Büro, von der Arbeitsstelle zum Supermarkt, von einem Zimmer zum anderen. All diese Gänge, die Sie ohnehin machen, stellen gute Gelegenheiten dar, achtsam zu gehen, das heißt, mit der Aufmerksamkeit beim Gehen und Atmen zu sein.

Sie müssen das nicht im Schneckentempo tun, aber vielleicht etwas langsamer als üblicherweise. Gehmeditation ist entspannend und bringt Sie immer wieder in die Gegenwart zurück.

Meditation in Bewegung ist nicht auf das Gehen beschränkt. Sie bewegen ja auch Ihre Arme, heben Dinge auf und legen sie ab, stehen auf oder setzen sich hin, legen sich hin.

All das können Sie achtsam tun.

Vielleicht praktizieren Sie bereits Yoga, Qigong oder Tai-Chi, die vielfach als Meditation in Bewegung unterrichtet werden. Den meditativen Aspekt dieser Praktiken stärken Sie, indem Sie Ihre Bewegungen mit Ihrer Aufmerksamkeit begleiten.

Dies können Sie immer auch mit der Atemachtsamkeit verbinden. Das verstärkt die positive Wirkung der Übungen und ist sehr gesundheitsfördernd.

Waldbaden

Eine immer beliebtere Form des meditativen Gehens ist das »Waldbaden«. In Japan ist es bereits ein fester Bestandteil der Gesundheitsvorsorge und wird *Shinrin Yoku* genannt, was so viel bedeutet wie »ein Bad in der Atmosphäre des Waldes nehmen«. Studien haben gezeigt, dass es den Blutdruck senken und Stresshormone reduzieren kann. Das Grün der Bäume beruhigt zudem die Nerven und stimuliert das Immunsystem.

Anleitung

Beim Waldbaden geht es darum, mit offenen Sinnen zu gehen, mit allen Sinnen wahrzunehmen und zu spüren. Wenn Sie im Wald angelangt sind, nehmen Sie sich erst einmal Zeit, um dort wirklich anzukommen. Richten Sie Ihre Aufmerksamkeit zunächst auf den Atem. Lassen Sie sorgenvolle Gedanken los, spüren Sie Ihren Körper. Dann gehen Sie los. Weiten Sie Ihre Aufmerksamkeit und nehmen Sie die Atmosphäre des Waldes ganz in sich auf. Fühlen Sie den Luftzug an Ihrer Haut, hören Sie den Vögeln zu, schauen Sie in die Baumgipfel, riechen Sie die duftenden Kiefernnadeln. Bleiben Sie zwischendurch immer wieder stehen. Vielleicht möchten Sie einen Baum umarmen? Oder etwas anderes tun, wobei Sie sich wohlfühlen? Genießen Sie Ihren Waldspaziergang. Kehren Sie immer wieder aus Ihren Gedanken ins Erleben und Spüren zurück. Baden Sie so lange im Wald, wie Sie mögen. Und nehmen Sie etwas von Ihrem Erleben mit in den Alltag.

Meditative Auszeiten im Alltag

Regelmäßige Meditation kann Ihr seelisches und körperliches Wohlbefinden sehr unterstützen. Viele Elemente davon lassen sich auch im Alltag gut anwenden. Wichtig ist es, immer wieder Pausen zu setzen und aus dem Hamsterrad geschäftigen Tuns und Denkens auszusteigen. Im Alltag verlieren wir uns oft in dem, was wir tun, und haben dadurch keine Verbindung mehr zu uns selbst. So merken wir zum Beispiel gar nicht, wann wir uns überfordern und es Zeit wäre, eine Pause zu machen, eine Tätigkeit zu beenden oder zumindest einen Gang runterzuschalten.

Hilfreich ist es von daher, wenn Sie während des Tages öfters einmal innehalten und mit dem aufhören, was Sie gerade tun. Richten Sie Ihre Aufmerksamkeit auf den Atem. Drei, vier Atemzüge reichen, und Sie haben die Verbindung zu sich selbst wiederhergestellt. Spüren Sie sich, lassen Sie körperliche und psychische Anspannungen los und lächeln Sie vielleicht. Das entspannt Ihre Gesichtszüge. Kehren Sie dann wieder zu Ihrer Tätigkeit zurück. Sie können sich das Smartphone oder auch den Computer so einrichten, dass Sie sich durch einen regelmäßig ertönenden Klang (jede halbe Stunde oder Stunde vielleicht) daran erinnern lassen, innezuhalten, sich dem Atem zuzuwenden, zu lächeln und so die Verbindung zu sich selbst wiederherzustellen.

Innehalten und sich auf den Atem ausrichten ist auch in einem Gespräch möglich, denn auch in Gesprächen verlieren wir uns leicht. Ihre Gesprächspartner werden von Ihrer kurzen meditativen Auszeit nichts mitbekommen, aber vielleicht bemerken, dass Sie wacher, aufmerksamer, einfach präsenter sind. Diese Minipausen während des Tages erfrischen und lassen Sie wieder mehr im Hier und Jetzt ankommen. Sie sind mehr da – für sich und andere.

Gönnen Sie sich solche kurzen meditativen Auszeiten auch in Situationen, die Sie normalerweise eher als nervig oder stressig empfinden – wenn Sie im Supermarkt in einer Schlange warten müssen, mit dem Auto im Stau stehen oder am Telefon gefühlt endlos warten müssen und von der Computerstimme immer wieder vertröstet werden. Sie nehmen so den Stress aus der Situation, tun sich von daher etwas Gutes, und vielleicht können Sie das Warten auf diese Weise auch wirklich genießen.

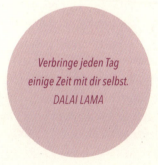

Verbringe jeden Tag einige Zeit mit dir selbst.
DALAI LAMA

Mini-Retreat

Gönnen Sie sich neben solchen kurzen meditativen Auszeiten auch ab und zu längere Pausen von Ihren üblichen Routinen. Reservieren Sie sich Zeiten der Stille und Meditation. Einen halben oder ganzen Tag, vielleicht am Wochenende, nur für sich.

Machen Sie ein Mini-Retreat. Überlegen Sie vorher, wie Sie es gestalten wollen. Planen Sie mehrere Sitzperioden ein, unterbrochen von Gehmeditationen zur Auflockerung. Nehmen Sie achtsam eine Mahlzeit zu sich. Gehen Sie raus zu einem meditativen Spaziergang. Schreiben Sie, wenn Sie mögen, in Ihr Dankbarkeitstagebuch oder Ihr Tagebuch. Lesen Sie einen inspirierenden Text. Nehmen Sie ein Bad. Auch das kann man achtsam tun und genießen. Genießen Sie die stille Mußezeit, in der Sie nur das tun, was Ihnen guttut und Sie stärkt.

Vielleicht kennen Sie Menschen in Ihrem Umfeld, die ebenfalls meditieren und mit denen Sie zusammen ein solches Mini-Retreat planen und durchführen könnten. Zusammen mit anderen zu meditieren, achtsam zu sein, still zu sein, kann eine wunderbar stärkende Erfahrung sein: Ihre jeweiligen Energien kommen zusammen, und es entsteht ein unterstützendes Feld.

Einigen Sie sich untereinander vorab auf einen Tagesablauf für Ihr kleines Retreat: Wie oft Sie wie lange Sitzmeditation machen wollen. Wie Sie es mit der Gehmeditation halten wollen, besonders wenn es vielleicht, je nach den räumlichen Möglichkeiten, etwas eng werden könnte. Wann Sie gemeinsam etwas essen wollen. Wie Sie die Mahlzeit gestalten wollen. Wollen Sie danach eine

Pause machen, die jede Person individuell gestalten kann? Planen Sie eine längere Gehmeditation draußen? Wie beenden Sie das gemeinsame Mini-Retreat?

Am besten schreiben Sie den Tagesplan auf und hängen ihn sichtbar für alle auf. Vereinbaren Sie, dass Sie die meditative Auszeit weitgehend schweigend und in gemeinsamer Stille verbringen werden. Es ist wichtig, vorher alle nötigen Absprachen zu treffen.

Richten Sie sich, abgestimmt auf Ihre persönlichen Bedürfnisse und Möglichkeiten, Ihre Meditationsplätze ein. Bestimmen Sie jemanden, der durch das Anschlagen einer Glocke den Anfang und das Ende einer Sitzperiode kenntlich macht. Sie können sich aber auch dabei abwechseln, sodass jede Person die Erfahrung machen kann, dass sie verantwortlich ist für die Dauer einer Sitzperiode.

Für die meisten mag es erst einmal ungewohnt sein, zusammen mit anderen für eine längere Zeit in Stille zu sein, vor allem beim Essen. Lassen Sie sich einmal darauf ein. Nehmen Sie Ihre Gefühle und Gedanken wahr, vielleicht fühlen Sie sich anfangs noch etwas unwohl und angespannt. Nehmen Sie das einfach wahr, meist vergehen diese Gefühle recht schnell wieder. Erleben Sie, wie es ist, mit anderen achtsam und in Stille zu essen. Genießen Sie es, Sie brauchen nichts zu tun, nur das, was Sie zu sich nehmen, zu sehen, zu riechen, zu schmecken und hinunterzuschlucken. Sie müssen sich um keinen Small Talk bemühen, sich nicht überlegen, was Sie Kluges sagen oder antworten könnten. Sie dürfen sich einfach nur dem Essen und Ihren Sinneserfahrungen widmen.

Machen Sie, wenn möglich, draußen gemeinsam eine längere Gehmeditation. Gehen Sie dabei etwas langsamer als gewohnt. Betrachten Sie die Gehmeditation als eine gemeinschaftliche Angelegenheit und laufen Sie nicht im Gänsemarsch hintereinanderher, denn dann würden Sie Außenstehenden einen seltsamen Anblick bieten.

Beenden Sie Ihre gemeinsame Zeit vielleicht damit, dass Sie, zusammen Tee trinken und sich dabei darüber austauschen, wie die Einzelnen das Mini-Retreat jeweils erlebt, welche Erfahrungen sie gemacht haben. Versuchen Sie die Energie der Achtsamkeit, die sich während der gemeinsam verbrachten Zeit aufgebaut hat, auch in der Gesprächssituation zu bewahren. Besprechen Sie auch, was organisatorisch gut und was eventuell verbesserungsbedürftig wäre. Vereinbaren Sie, wann und wo Sie sich das nächste Mal zu einem Mini-Retreat treffen wollen.

Ob allein oder gemeinsam mit anderen – solche Oasen inmitten eines ansonsten oft durchgetakteten, aufreibenden Alltags sind sehr erholsam und eine gute Kraftquelle. Ihre Batterien laden sich wieder auf, und aus der Entspannung heraus tut sich Ihnen leichter auf, wie Sie mehr Ruhe und damit vielleicht auch mehr Freude in Ihr Leben bringen können.

Zum Schluss

Ich würde mich freuen, wenn dieses Büchlein Sie inspiriert hat, mit der Meditation zu beginnen, und Sie auch einige Anregungen daraus für Ihren Alltag ziehen konnten.

Die Meditation im Sitzen oder Gehen ist wichtig. Sie schafft eine gute Grundlage. Darauf können Sie aufbauen und Meditation und Achtsamkeit immer mehr in Ihren Alltag einfließen lassen – durch kurze meditative Pausen, innehalten, einfach nur wahrnehmen, was in Ihnen und außerhalb von Ihnen passiert, ohne es zu bewerten und weghaben zu wollen. Seien Sie offen, neugierig und freundlich für das, was Ihnen begegnet. Das sind gute Voraussetzungen für ein gesundes, stressärmeres Leben und ein gut funktionierendes Immunsystem.

*Bei der Meditation
geht es nicht um den Versuch,
irgendwo hinzugehen.
Es geht darum, dass wir uns selbst erlauben,
genau dort zu sein, wo wir sind,
und genau genau so zu sein, wie wir sind.*
JON KABAT-ZINN

Literaturtipps

Bannasch, Lutz, Junginger, Beate: *Gesunde Psyche, gesundes Immunsystem*. München 2015.

Hanson, Rick: *Denken wie ein Buddha: Gelassenheit und innere Stärke durch Achtsamkeit: Wie wir unser Gehirn positiv verändern*. Freiburg i. Br. 2018.

Kabat-Zinn, Jon: *Jeder Augenblick kann dein Lehrer sein: 100 Lektionen in Achtsamkeit*. Freiburg i. Br. 2008.

Kabat-Zinn, Jon: *Gesund durch Meditation*. München 2011.

Richard, Ursula: *Dankbarkeit macht glücklich*. München 2015.

Schneider, Maren: *Achtsamkeit für Einsteiger*. München 2016.

Schneider, Maren: *Stressfrei durch Meditation: Das MBSR-Kursbuch nach der Methode von Jon Kabat-Zinn*. München 2016.

Sedlmeier, Peter: *Die Kraft der Meditation: Was die Wissenschaft darüber weiß*. Reinbek 2016.

Thich Nhat Hanh: *Einfach sitzen*. München 2016.

Thich Nhat Hanh: *Einfach gehen*. München 2017.

Thich Nhat Hanh: *Achtsam leben 2021. Taschenkalender*. München 2020.

Trökes, Anna, Cramer, Dr. Holger: *Mit Yoga zur Selbstheilung: Übungen zur Stärkung unseres Immunsystems*. Freiburg i. Br. 2019.

IMMUNBOOSTER

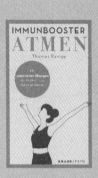

Thomas Rampp
IMMUNBOOSTER **Atmen**
*Mit praktischen Übungen
die Heilkraft des Atems entdecken*
ISBN 978-3-426-87907-8

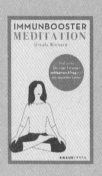

Ursula Richard
IMMUNBOOSTER **Meditation**
*Praktische Übungen
für einen achtsamen Alltag und
ein gesundes Leben*
ISBN 978-3-426-87908-5

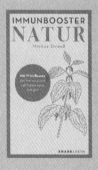

Markus Strauß
IMMUNBOOSTER **Natur**
*Mit Wildpflanzen das Immunsystem
auf Vordermann bringen*
ISBN 978-3-426-87909-2

sind die »beste Medizin«

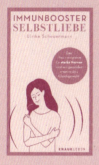

Ulrike Scheuermann
IMMUNBOOSTER **Selbstliebe**
*Das Praxisprogramm für starke
Nerven und ein gesundes emotionales
Gleichgewicht*
ISBN 978-3-426-87910-8

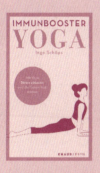

Inge Schöps
IMMUNBOOSTER Yoga
*Mit Yoga Stress abbauen und
die Gesundheit stärken*
ISBN 978-3-426-87911-5

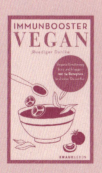

Ruediger Dahlke
IMMUNBOOSTER vegan
*Vegane Ernährung kurz und knapp –
mit 24 Rezepten und einer Detox-Kur*
ISBN 978-3-426-87912-2